Endométriose : la maladie taboue

Marie-Anne Mormina

Préface du Dr Chrysoula Zacharopoulou

Endométriose : la maladie taboue

MARABOUT

À Nino, Lucas, Henri, Germain, Joshua, Eloan,
Liaam, Arthur, Bastien, Jules…
Un jour, vous serez mari, père, ami…
Pour Mahaut, Cléo, Roxane, Elyna,
Emma, Clara, Tanya, Emy, Margot, Coline,
Janna, Maya, Savannah, Aurore,
Alexia, Rose, Lucie, Anaëlle, Alicia…
Et chacune de ces petites filles
que je vois grandir autour de moi.
Un jour, vous serez femmes…
Chacun de vous est notre espoir,
notre raison, notre force et notre détermination.

Avant-propos

À l'heure où j'écris ce texte, voilà presque trois ans que la première édition de ce livre est parue. J'ai reçu depuis de nombreux messages, tous positifs, qui m'ont fait un bien fou : j'ai senti que ce livre était réellement important.

La plupart de ces messages viennent de femmes qui souffrent d'endométriose. Toutes me disent qu'elles ont à la fois beaucoup appris et reconnu leur parcours. Elles font lire cet ouvrage autour d'elles pour qu'il parle à leur place. Je suis toujours émue quand on me le dit, parce que c'était vraiment mon but. Un couple m'a même rapporté que le livre avait sauvé leur amour en leur permettant de se comprendre entre eux. C'est beau, non ? Quelle chance de pouvoir à ce point se sentir utile…

D'autres messages me viennent de proches de malades. Je les apprécie aussi infiniment parce que, en général, ils signifient eux aussi : « désormais, je sais ». Et j'espère de tout cœur que le fait de savoir permet de mieux entourer. On en a tellement besoin…

Enfin, quelques messages me sont envoyés par des soignants. Le Dr Petit, de l'hôpital Saint Joseph, à Paris, me fait même l'honneur de le recommander autour de lui, tant à ses équipes qu'à ses patientes ! Ainsi, il offre une autre dimension à cet ouvrage, une dimension à laquelle j'aspirais profondément : expliquer ce qu'est être une patiente qui souffre d'endométriose, révéler la face cachée de cette maladie. Il est important que les soignants puissent aussi avoir une vision de ce qui ne relève pas du médical pur pour mieux appréhender le problème.

Ces messages me touchent particulièrement, bien évidemment, mais ils montrent surtout l'ampleur de la méconnaissance de cette maladie.

Et aujourd'hui, finalement, les choses ont-elles changé ? Eh bien, oui et non…

Oui, parce qu'il est désormais rare que quelqu'un me dise qu'il ne sait pas ce que c'est que cette maladie. Je suis toujours agréablement surprise que non seulement il ou elle en ait connaissance, mais que, en plus, il ou elle ait retenu les bonnes informations, dont le « quelle saloperie cette maladie ! ». Et cela fait un bien fou de l'entendre ! Parce que, ouais… Quelle saloperie, cette maladie…

Oui encore, parce que les médias en parlent de plus en plus. Et pas seulement les médias spécialisés. Évidemment, le fait que des personnalités aient décidé de briser le silence et d'en parler librement aide énormément. Même les magazines people apportent de l'eau à notre moulin ! Sans compter l'espoir que ces femmes transmettent aux malades que nous sommes : oui, la grossesse est possible ; oui, avoir une carrière est possible ; oui, se battre, ça vaut le coup, et, non, il n'y a aucune honte à parler haut et fort d'endométriose et de la souffrance qu'elle provoque, physiquement et psychiquement. Merci à elles.

Oui toujours, parce que plusieurs spécialistes de l'endométriose proposent de nouvelles techniques pour la soigner (soigner, ce n'est pas guérir, ne confondons pas), offrant ainsi de beaux espoirs aux patientes de pouvoir avoir une vie meilleure.

Oui, enfin, parce que les choses avancent, doucement, mais – espérons-le – sûrement, en terme de reconnaissance. Deux magnifiques campagnes de sensibilisations ont eu lieu : un spot télévisé[1] diffusé sur une grande chaîne et une campagne nationale d'affichage[2]. Nous en rêvions. Quel bonheur de les voir exister.

Mais non, les choses n'ont pas tant changé que ça, parce qu'en y regardant de plus près, si les avancées existent, elles restent fragiles. Ce spot a été diffusé sur des horaires regrettables parce que pas les plus riches en audience et finalement sur peu de temps. Cette campagne d'affichage semble peiner à trouver la place évidente et récurrente qu'elle devrait avoir. De nouvelles options thérapeutiques existent, mais elles restent pratiquées par peu de soignants et LE traitement pour guérir n'existe pas. Pas plus que le parcours médical. Les personnalités françaises sortent du silence, mais elles ne sont que deux a réellement avoir le courage d'en parler. Qui peut croire qu'aucune autre n'est atteinte par cette maladie alors qu'une à deux femmes sur dix sont touchées ? Les médias s'intéressent aux problèmes, certes, mais 90 % du temps, c'est pour parler des problèmes de fertilité liés à l'endométriose. Alors que comme je le dis depuis longtemps, la fertilité n'est pas le problème principal des femmes qui souffrent de cette maladie. D'abord parce que même si la fertilité peut être plus compliquée chez une « endogirl », elle n'est pas pour autant impossible. Je rappelle les chiffres : 30 % des femmes souffrant d'endométriose auront des problèmes de fertilité. Pour les 70 autres pour cent, pourtant l'endométriose reste

1. https://www.youtube.com/watch?v=DN9aO7EPmlU
2. http://www.info-endometriose.fr/campagne-nationale

quand même un problème. Ensuite, parce que la fertilité reste un pan de nos vies. Alors que souffrir d'endométriose c'est avant tout… ben… souffrir ! A minima, tous les mois à partir du moment où on a nos règles et jusqu'à la ménopause. Et cette souffrance a toujours les mêmes conséquences : isolement social, parcours professionnel chaotique, relations amoureuses compliquées… entre autres… Et à propos de tout cela, je ne vois aucune amélioration.

Les gens savent un peu mieux ce qu'est cette maladie, mais le délai de diagnostic n'a pas changé ; les études sur la maladie sont toujours peu financées ; le caractère invalidant de la maladie n'est toujours pas systématiquement reconnu ; les soignants intéressés par cette spécialisation sont toujours aussi peu nombreux…

Là où nous aurions besoin de bottes de sept lieues, nous faisons des pas de fourmis. Laborieuses, décidées, acharnées, nombreuses et dures à la tâche. Mais de fourmis, rien que de fourmis… On a beau le crier sur les toits, l'endométriose est toujours une maladie taboue, soumise au silence, à l'ignorance et aux fautes de mieux… C'est rageant. Parce que pendant ce temps-là, nos vies passent toujours, nos filles grandissent alors qu'il est essentiel qu'elles ne vivent pas ce que nous vivons.

Feu notre Johnny national chantait « derrière l'amour, qu'est-ce qu'il y a ?». Eh bien, comme pour l'amour, derrière l'endométriose, il y a « Toute une chaîne de pourquoi / Question que l'on se pose / Il y a des tas de choses / Les pleurs qu'on garde sur le cœur / Et des regrets et des rancœurs / Des souvenirs éblouissants / Et des visions de néant ». Le quotidien des femmes n'a pas changé. Elles peinent toujours à avoir un suivi régulier, à être prises en charge correctement, à être accompagnée psychologiquement, à construire leur vie, à se construire, tout simplement. Sans oublier – et j'insiste sur ce point – les problèmes financiers : les arrêts maladie à répétition ; les examens et rendez-vous médicaux pour lesquels il faut avancer les frais ; les dépassements d'honoraires parfois très importants ; les hospitalisations qui peuvent vite devenir coûteuses quand on n'a pas la chance d'avoir une bonne mutuelle. Sans compter les traitements non remboursés par la sécurité sociale : la pilule, prescrite en tant que traitement contre l'endométriose, pas en tant que contraceptif ! (Ne devrait-il pas y avoir deux poids et deux mesures ?) ; les actes de type ostéopathie, acupuncture, réflexologie plantaire, etc. ; les compléments alimentaires et traitements de phytothérapie ; le suivi psychologique… Bref. Toute l'armada dont devrait pouvoir bénéficier les personnes souffrant d'une maladie chronique qui, cerise sur le gâteau, peut aussi les empêcher d'avoir un revenu convenable…

Préface

Dr Chrysoula Zacharopoulou
gynécologue chirurgien,
spécialiste de l'endométriose

Quand Marie-Anne m'a demandé de préfacer son livre sur l'endométriose, j'ai accepté avec grand plaisir.

J'ai trouvé très touchant qu'une patiente me demande de l'accompagner dans sa nouvelle aventure d'écrivain, sur un sujet qui nous est très cher à toutes les deux, l'endométriose.

Je ne cache pas que j'étais très curieuse de lire un livre sur un sujet médical écrit par une femme atteinte de la maladie qui, de plus, milite pour sa connaissance et sa reconnaissance, et non pas un livre écrit par un médecin.

Ma vie quotidienne de gynécologue chirurgien, qui prend principalement en charge des femmes atteintes d'endométriose, m'oblige à lire très régulièrement des articles scientifiques afin de pouvoir répondre aux questions des malades. Je passe également beaucoup de temps entre congrès, cours dédiés à la maladie, échanges entre collègues concernant des techniques chirurgicales, la prise en charge, etc., mais j'étais curieuse de découvrir comment une patiente vit sa maladie au quotidien, perçoit le corps médical et comprend les informations qu'on lui donne.

Endométriose… Endoquoi ? demandera la majorité d'entre vous. Je sais que ce terme médical est peu connu, même si la maladie qu'il évoque touche une à deux femmes sur dix en âge de procréer en France et dans le monde, ce qui représente 14 millions de femmes atteintes en Europe.

L'endométriose est une maladie complexe, exclusivement féminine, mal connue, caractérisée par la présence hors de l'utérus de cellules qui normalement tapissent la muqueuse utérine (endomètre).

Les cellules endométriales s'implantent dans différents organes voisins (ovaire, vessie, intestin, etc.) et réagissent aux fluctuations hormonales survenant lors du cycle menstruel. Elles provoquent alors aux endroits où elles se trouvent des lésions, nodules et/ou kystes ainsi que des réactions inflammatoires avec formation de tissu cicatriciel et d'adhérences entre les organes avoisinants.

Les manifestations cliniques de l'endométriose sont très variables selon le type d'atteinte : règles douloureuses, douleurs pelviennes chroniques, douleur pendant les rapports, fatigue chronique et infertilité chez 30 à 40 % des femmes concernées.

Le délai entre la première consultation et le diagnostic est de sept ans en moyenne. Beaucoup de temps perdu…

Pourquoi cette maladie m'a-t-elle touchée au point de décider d'en faire ma spécialité ? Traiter une maladie aussi énigmatique en adaptant son approche en fonction des priorités de la patiente pour obtenir le meilleur résultat possible, c'est très intéressant pour un médecin. Mais ce qui m'a surtout interpellée dès le début, c'est le regard de notre société sur la douleur liée aux règles : sujet totalement tabou, dont on ne parle pas et qui ne concerne que les femmes. Étrangement, ce regard n'a jamais changé au cours des siècles ni dans les différentes cultures.

En tant que femme, je comprends ce que signifie « douleur pendant les règles ». En tant que médecin, j'ai appris qu'il y a des règles douloureuses qui sont « normales » et d'autres qui sont liées à une maladie appelée « endométriose ». Il est souvent bien difficile de faire la part des choses entre les deux…

Les conséquences de cette maladie pour les femmes concernées sont importantes, non seulement sur leur santé, mais aussi sur leur vie privée, sociale et professionnelle.

Grâce à mes maîtres, que je remercie infiniment, j'ai appris les différents types de traitements, médical et chirurgical. Mais plus tard, pendant mes consultations, j'ai découvert un monde féminin inconnu.

Les femmes malades ne sont pas toujours prises au sérieux par leur entourage, qui ne connaît ou ne comprend pas cette maladie. Pour une grande partie de la société, ce sont des femmes difficiles, qui exagèrent, hystériques ou même folles !

En discutant avec elles, j'ai eu la chance de découvrir des femmes courageuses qui se battent au quotidien, chacune à sa façon, contre leur douleur.

Il y a autant de femmes atteintes que d'histoires de vie différentes…

Certaines femmes souffrent dans la solitude, d'autres ne réussissent pas à aller au bout de leurs études, d'autres encore sont licenciées à cause d'arrêts de travail répétés dus à la douleur !

Des femmes qui avancent, même si c'est dur.

Des couples qui n'ont pas de vie intime « normale », des couples brisés, mais aussi des couples très unis et solides face à la souffrance liée à la maladie. Car, si l'un souffre, l'autre souffre également, il ne faut pas l'oublier.

J'ai eu la chance de connaître des hommes extraordinaires, capables d'une grande compréhension face à la douleur de leur femme.

J'ai aussi connu des femmes, des couples qui luttent pour essayer d'avoir un enfant. J'ai partagé leur joie quand leur bébé arrivait enfin, ou leur tristesse quand ce n'était pas le cas…

J'ai vraiment beaucoup d'admiration pour les patientes atteintes d'endométriose, qui m'ont tant appris. Je suis sûre que ce livre va nous aider à comprendre la vie de ces femmes qui ne demandent qu'à être respectées et à ce que leur maladie soit reconnue.

Aidons-les à vivre une vie normale !

Introduction

Endométriose, ce cancer dont on ne meurt pas

Endométriose. Peut-être en avez-vous déjà entendu parler. De loin, parce qu'une amie, une cousine, une connaissance en a une. Probablement en savez-vous quelques bribes, l'essentiel, ou du moins la base : « Elle n'arrivait pas à rester enceinte, ils lui ont trouvé ça, et finalement – je ne sais plus combien de temps après, mais pas longtemps, je crois – elle a eu Arthur. » Voilà. L'endométriose, ce n'est rien de bien méchant… Juste un petit souci qui retarde les grossesses.

Il est vrai que l'endométriose est une cause majeure d'infertilité, la première raison même pour laquelle les femmes ont du mal à être enceintes. Mais si ce n'était que ça, si le seul problème causé par cette maladie était d'avoir du mal à enfanter, alors j'ai presque envie de dire que ce ne serait pas si grave. Loin de moi l'idée de vouloir minimiser le difficile et terrifiant parcours d'une femme, d'un couple, qui essaie désespérément d'avoir un enfant sans que le corps fonctionne. Ils voient passer les mois, les années, sans que rien se niche dans ce ventre inutile. Ils comptent les enfants que leurs amis font, puis élèvent, pendant qu'eux restent un couple sans jamais devenir une famille. Ils subissent les maladresses de leur entourage : « Et vous, alors, c'est pour quand ? » ; « La chance que vous avez, vous ! Vous avez bien raison d'attendre avant d'avoir un enfant ! Une fois qu'ils sont là, tu n'es plus jamais tranquille ! Tout pour eux, rien pour toi. Et tu cours tout le temps : quand tu n'es pas en train d'en moucher un, tu changes la couche de l'autre, ou tu lui démêles les cheveux ; pendant ce temps, tu as le troisième qui braille parce qu'il veut son biberon, et quand enfin tu le lui donnes, les deux grands se disputent… Et la purée ? Une fois que t'as fait patate/courgette, patate/carotte, patate/poireau, tu fais quoi ? Tu recommences ! Et tu sens la purée à vie ! »

Si seulement cette gentille maman savait ce que vous donneriez, vous, pour sentir la purée, moucher de petits nez, faire des nattes, préparer des sacs de sport et crier : « Arthur ! Arrête d'embêter Bérénice ! » Si elle savait comme vous rêvez d'aller faire la queue dans les magasins de puériculture pour qu'un vendeur vous montre comment se plie cette poussette, puis de pester en ne retrouvant pas comment on fait une fois que vous êtes seul face à la bête… Si elle savait combien vous aspirez à être réveillés la nuit, à avoir des cernes plus profonds que l'océan, à ne plus pouvoir aller au cinéma sans avoir trouvé la baby-sitter, à décommander au dernier moment un repas prometteur entre amis parce que le petit dernier a de la fièvre…

Comme elle ne le sait pas, vous souriez gentiment en lui tapotant la main et en lui soufflant quelques mots de réconfort, tout en cherchant le sujet qui fera changer de conversation. Je vous fais grâce pour l'instant, car nous en reparlerons plus tard, des heures passées en PMA, de l'espoir, de l'attente, des traitements et des émotions en forme de montagnes russes qui suscitent ces traitements. Loin de moi l'envie de minimiser ces épreuves vers la grossesse…

Pourtant, si dure et destructrice soit-elle, l'infertilité n'est que le sommet émergé de l'iceberg endométriose. Si vous prenez le temps de regarder sous l'eau glacée, alors vous découvrirez une souffrance physique sans limites de territoire ou d'intensité, une fatigue chronique et permanente, une vie sexuelle compliquée. Puis une autre strate apparaîtra, faite de traitements hormonaux lourds, d'opérations à répétition, de journées passées allongées, à attendre que les puissants antidouleurs fassent leur travail, de séjours aux urgences, d'hospitalisations aussi, et d'examens nombreux et répétés, indélicats, douloureux. Si vous baissez encore un peu les yeux, vous verrez une dernière strate constituée d'isolement et de solitude, de culpabilité, de honte, de silence imposé et de rêves brisés. Et si vous vous donnez la peine d'observer correctement la glace, alors vous verrez que l'iceberg entier est enveloppé d'une pellicule d'angoisse, de colère et de désespoir dus au fait qu'il n'existe aucun traitement spécifique et réellement efficace, que les spécialistes ne parlent jamais de guérison, mais de rémission, et que les connaissances sur cette maladie restent toujours floues et peu étendues en notre joli XXIe siècle, sans que pour autant la recherche soit assez poussée sur le sujet…

Je vous entends d'ici rétorquer que c'est malheureusement le lot des maladies orphelines. Ou bien celui des pathologies découvertes récemment. Or, c'est là que le bât blesse : nous sommes 180 millions de femmes dans le monde à souffrir d'endométriose. Oui, vous avez bien lu : 180 millions. Plus d'une femme sur dix en Europe. Et nous ne parlons là que des cas avérés. Sans oublier que la maladie a été identifiée pour la première fois en 1860 ! Ce qui a laissé un certain temps à la recherche pour trouver d'où elle vient et comment la guérir. Sauf qu'elle n'a pas trouvé, et que seuls quelques sauts de puce ont été accomplis tout récemment. Quand on sait qu'actuellement le délai d'attente avant d'avoir un diagnostic, donc de savoir ce qui nous fait souffrir, est de sept ans en moyenne (ce qui veut certes dire que beaucoup souffrent moins, mais aussi que certaines souffrent davantage, parfois pendant plus de dix ans, sans savoir ce qu'elles ont !), on a une petite idée du nombre de cas non reconnus, et donc non pris en compte dans ces statistiques…

Plus d'une femme sur dix… Si vous êtes, pendant que vous me lisez, dans un parc, dans un train ou à la terrasse d'un café, levez le nez deux minutes de ce livre (mais n'oubliez pas d'y revenir !) et regardez la foule autour de vous. Comptez dix femmes. L'une d'elles transporte l'iceberg dans son ventre. Laquelle ? La pâlotte maigrichonne, sans doute… Eh bien non, pas forcément. Elle peut aussi bien être rondelette, souriante et soignée. Oui, je sais, c'est absolument illogique au vu de tout ce que je viens de décrire. Et pourtant… Pourtant, nous, « endogirls » – ainsi que nous nous sommes autoproclamées –, sommes passées maîtresses dans l'art de la dissimulation.

D'abord, de manière « naturelle » puisque les traitements hormonaux censés soigner l'endométriose – ou, du moins, en limiter le développement – font grossir la plupart d'entre nous, et dans des proportions plutôt impressionnantes. Je dis bien la plupart, car, pour un petit nombre, ils ont l'effet inverse et les font irrémédiablement maigrir, les exposant ainsi aux remarques acerbes sur un corps trop maigre et donc forcément anorexique, et aux joies des vêtements taille enfant.

Ensuite, parce que le plus grand nombre se cache quand ça va mal. Ce qui veut dire que, quand nous sortirons de chez nous, nous serons dans un jour ou un moment pas trop mauvais, dans un état d'esprit combatif. Nous aurons alors pris le temps de dissimuler notre misère aux yeux du monde pour ne rien montrer de nos douleurs, de nos failles. Parce que nous sommes des femmes, c'est vrai. Mais surtout parce que nous sommes des femmes malades et bafouées, oubliées, réduites au silence. Et que la maladie dont nous souffrons est de celles qui touchent précisément notre féminité. Ce qui nous fait souffrir est l'objet même, le nid de la femme. Combien de fois ai-je lu ou entendu : « Comment rester une femme avec cette maladie ? » La réponse que nous trouvons toutes est universelle : en nous montrant sous notre plus beau jour, pour ne pas laisser entrevoir à autrui l'immensité de notre fatigue, de notre souffrance, de notre angoisse. Même si cet autrui est aussi une malade, une endogirl. Il y a quelque temps, j'étais avec une amie proche qui malheureusement souffre elle aussi d'endométriose. Une de ces amies avec lesquelles on partage tout. La veille, au téléphone, nous nous étions dit combien autant elle que moi étions mal en point et comme c'était dur ces jours-ci de donner le change, de maintenir notre quotidien normal. Nous en parlions encore, toutes les deux appuyées à mon plan de travail, pendant que chauffait l'eau de nos thés salvateurs. Et chacune de nous compatissait de tout cœur à la difficile situation de l'autre, uniquement due à l'endo, parce que nous connaissions par cœur dans notre chair ce que vivait l'autre. Et pourtant, nous étions droites sur nos jambes, la tête haute, bien habillées, maquillées, souriantes et pleines d'humour. Personne n'aurait pu imaginer ce que nous vivions dans nos corps et dans nos têtes à ce moment-là. Personne, sauf elle. Personne, sauf moi. Lorsque je le lui ai fait remarquer, elle a souri tristement, puis a dit : « Que veux-tu ? On est tellement habituées à faire semblant... » Voilà. Toute notre vie se trouve là, dans ces quelques mots : « tellement habituées à faire semblant »...

Et là résident sans aucun doute notre plus grande force comme notre plus profonde erreur. Car ne pas dire permet aux autres de ne pas savoir. Ceux qui ne savent réellement pas n'apprendront jamais, et ceux qui savent, mais ne veulent pas voir trouvent là un alibi idéal. Alors l'ignorance, alors l'oubli, alors le silence, alors l'immobilité. Et c'est ainsi que 180 millions de femmes dans le monde souffrent dans l'indifférence générale.

Ce récit est fondé, au-delà de mon expérience personnelle, sur les échanges que j'ai pu avoir, dans le cadre de mon travail pour la connaissance et la reconnaissance de l'endométriose, avec les patientes et leur entourage, les soignants, les spécialistes et les chercheurs. Il livre la vision de la maladie du côté des malades, pas des institutions ou du corps médical. Il souligne aussi les manques, les faiblesses, les aberrations et les besoins. Vous serez sans doute surpris de lire très souvent : « parfois », « certaines femmes », « de temps en temps », et vous jugerez peut-être abusif mon emploi du conditionnel. C'est que ces termes et ce mode gouvernent nos vies d'endogirls. Il n'existe aucune certitude, aucune règle définie, aucune évidence, si ce n'est celle de la souffrance physique et morale, et de l'envie de vivre et d'être heureuses malgré tout. Et puis la certitude aussi de vouloir éviter ce que nous vivons à nos filles, nos nièces, nos filleules, nos petites voisines.

Si j'écris ce livre aujourd'hui, c'est pour que les hommes et les femmes sachent qu'on ne doit pas minorer ou ignorer une douleur qui dure, même si c'est une douleur de règles, parce que ce n'est jamais normal d'avoir mal – quelle que soit l'intensité de la douleur. C'est aussi pour que tout le monde contribue à aider au diagnostic précoce de la maladie. Plus tôt la maladie est identifiée, moins elle a le temps de faire de dégâts, et plus elle sera facile à limiter.

C'est en en parlant autour de vous que vous permettrez aux femmes qui cherchent encore ce qu'elles ont de pouvoir comprendre (ça nous arrive quotidiennement !) et aux endogirls de mieux vivre avec leur maladie. C'est à nous qu'incombe la responsabilité première de briser le silence. Ce qui a été fait, ou plutôt ce qui n'a pas été fait, ne peut pas être changé et nous devons l'accepter. Mais nous avons le pouvoir de changer la suite. En parlant sans honte, parce qu'il n'y a aucune honte à souffrir d'une telle maladie, bien au contraire : sortons de notre isolement, de notre solitude, et donnons la possibilité aux autres de comprendre, et de nous aider…

1

Avant le diagnostic

Lorsque je suis tombée malade, en 1999, on annonçait un délai de diagnostic de sept ans. En 2015, ça n'a pas bougé. Ce qui veut dire deux choses. La première – et aussi la plus triste –, c'est que les femmes qui vivent ce que je viens de vous décrire et que vous allez découvrir en détail, qui donc souffrent terriblement, doivent attendre jusqu'à parfois plus de sept longues années avant de savoir pourquoi elles souffrent. Sept longues années passées à se demander ce qu'elles peuvent avoir, pourquoi elles sont si fatiguées, pourquoi leurs règles sont si douloureuses et abondantes, pourquoi elles mettent des jours à s'en remettre, pourquoi elles n'arrivent pas à débuter une grossesse ou à rester enceintes... Mais aussi, et précisément parce que cela dure si longtemps, à se demander si elles n'inventent pas... Si aucun médecin ne trouve ce que j'ai, c'est probablement que je n'ai rien. Donc que tout se passe dans ma tête, pas dans mon corps. Les autres en arrivent rapidement à la même conclusion. Si le docteur ne trouve pas, alors il n'y a rien. S'il n'y a rien, fais un effort, secoue-toi un peu et arrête de t'écouter !

« Arrête de t'écouter ! » Combien de fois nous, endogirls, avons-nous entendu cette phrase ? Parfois en éprouvant un violent sentiment d'injustice, parfois en pensant que c'était vrai, qu'il faudrait moins s'écouter... En ce qui me concerne, j'ai eu une chance incroyable puisque j'ai su en dix petits jours seulement ce que j'avais. Une bonne étoile veillait sur moi cette semaine-là, car tout s'est enchaîné très vite. Je suis persuadée que tout le monde a craint que je n'aie un cancer de l'ovaire et que c'est ce qui m'a sauvée.

Sans cela, que se serait-il passé pour moi ? En lisant les différents témoignages récoltés par le biais du mouvement que j'ai lancé[1], en discutant avec d'autres endogirls aussi, je peux en avoir un triste aperçu. J'aurais erré de médecin en médecin avec mes douleurs, de plus en plus présentes, de plus en plus violentes, sans qu'aucun d'eux puisse mettre un nom dessus. J'aurais pleuré toutes les larmes de mon corps chaque mois, en serrant les dents, et en m'autoflagellant.

Puisqu'il est normal de souffrir pendant ses règles, tout le monde endure probablement la même douleur, avec la même intensité. Alors pourquoi ne suis-je pas capable, moi, de la supporter ? C'est que je dois être une bien faible personne…

De temps en temps, j'aurais eu des flashes de lucidité en me rendant compte que les sommets atteints par mes douleurs n'étaient pas ce qu'on appelle une douleur « normale », parce que personne ne peut supporter sans mot dire de telles douleurs. Si l'on cesse cinq minutes de penser comme les autres veulent qu'on pense, et si l'on se concentre sur ce qu'on ressent, il paraît inconcevable qu'un humain dont les entrailles sont en train de se tordre puisse mener une vie normale, marcher, sourire, ou juste se tenir debout. Les douleurs dont je vous parle sont au-delà de la lourdeur, de l'inconfort, de la gêne. Au-delà même de ce que veut dire en général « j'ai

1. Lilli H. contre l'endométriose, mouvement libre et gratuit pour la connaissance et la reconnaissance de l'endométriose en France, lancé en juillet 2011 et clos en décembre 2015.

mal au ventre » dans la bouche ou dans la tête de quelqu'un. Les douleurs dont je vous parle vous prennent en otage. Elles s'insinuent dans toutes les parties de votre corps, elles vous donnent l'impression que vos entrailles sont rongées par de l'acide, que vous allez exploser, qu'on vous bat, qu'on vous transperce… Que vous allez mourir, aussi… La violence est telle, lors des crises aiguës, qu'on met plusieurs jours à s'en remettre. Alors, bien sûr, on va aux urgences, où, après la même litanie de questions, la même liste de potentiels diagnostics, tous faux, on prendra en charge nos douleurs à coups de puissants traitements intraveineux. Quand la douleur sera redevenue tolérable, on nous renverra dans nos pénates. Mais sans qu'on sache ce qui a déclenché ces douleurs.

Pouvez-vous imaginer les affres de cette incertitude ? Parce qu'on finit par être sûre et certaine qu'on n'invente pas, que quelque chose d'anormal se passe dans notre corps. Mais qu'est-ce que c'est ? Et si c'était grave ? Si l'on passait à côté de quelque chose de terrible ? Un cancer ? Une tumeur ? Une maladie dégénérative ? Les questions se multiplient, les angoisses aussi, et l'on entre dans un cercle vicieux : je sais que j'ai quelque chose d'anormal, mais je ne sais pas quoi. Alors je réfléchis, alors je m'inquiète, alors je vais voir le médecin qui voit bien que je suis angoissée et pense que c'est la source de mes ennuis. Il ne cherche donc pas le vrai problème. Je ne sais donc pas ce que j'ai. Mais j'ai quelque chose… Et on recommence. On finit par se poser la question : suis-je folle ? Pouvez-vous imaginer à quel point de détresse on arrive pour se poser cette question alors même qu'on souffre dans notre chair ? Et les conséquences qu'une telle hypothèse peut avoir ? Mon corps est attaqué, abîmé, il me le dit par le biais de la douleur – et, parce que personne ne trouve ce que signifie cette douleur, je finis par ne pas le croire. Or, pendant ce temps, les dégâts s'accumulent et la maladie devient de plus en plus puissante.

Alors, pourquoi un tel retard de diagnostic ? La première raison, évidente, est que les soignants eux-mêmes ne connaissent pas cette maladie. Ils le reconnaissent. Ceux qui vont être le plus consultés pendant cette recherche – les médecins généralistes, les internes des services d'urgence, les radiologues, parfois les gynécologues eux-mêmes – n'ont pas ou peu été formés, puis informés sur l'endométriose. Ils n'en connaissent donc parfois ni les symptômes ni les images médicales issues des examens qu'ils prescrivent. Certains n'ont aucun moyen de découvrir ce qu'ils ont pourtant sous les yeux.

La deuxième raison est liée : nous, les femmes, ne connaissons pas davantage l'endométriose. Impossible, donc, de pallier les manques des médecins dans ce cas-là. Or, combien de fois arrivons-nous chez le médecin en l'aiguillant : je pense que j'ai une gastro, je me suis fait un lumbago, je dois avoir la grippe, je crois que je fais une crise d'appendicite, je me suis cassé le poignet, etc. On reconnaît les signes de ces maladies ou blessures parce qu'on nous les a expliqués. On sait que, quand on ressent ces troubles, il faut aller consulter. Et ce geste est important. À tel point que plusieurs campagnes de sensibilisation à la santé tournent autour de ce principe : petit à petit, nous avons appris à reconnaître les signes du diabète, d'une crise cardiaque, de l'AVC, de la dégénérescence maculaire[1], du cancer du sein… Et, grâce à cette information, les réactions sont plus rapides et les prises en charge plus précoces, donc plus efficaces. Une femme qui

---

1. La dégénérescence maculaire liée à l'âge (DMLA) est une maladie dégénérative de la rétine d'évolution chronique qui débute après l'âge de 50 ans.

connaît les symptômes de sa maladie peut les reconnaître si elle les éprouve, et aller consulter directement un gynécologue pour faire le point avec lui et adopter la bonne attitude.

Mais, lorsque ni les uns ni les autres ne les connaissent, cela devient mission impossible, et l'on atteint des délais de diagnostic délirants. Il ne reste alors qu'à compter sur la chance de tomber sur quelqu'un qui « sait ». Or, en matière de santé, devoir compter sur la chance est aussi dérisoire que scandaleux.

Dernière raison, à mon sens, de ce retard de diagnostic : l'idée reçue qu'avoir mal pendant ses règles est « normal ». Il serait bon, alors, de préciser la norme. Car entre une simple gêne et la sensation d'etre transpercée à coups de poignard, il y a quand même une belle palette de nuances ! Si une jeune femme peut mener sa vie habituelle malgré ses règles en prenant éventuellement un léger antalgique, effectivement, il n'y a aucune raison de s'inquiéter. Mais si elle souffre au point qu'un antalgique un peu plus fort ne calme pas les douleurs, si elle perd connaissance, vomit, subit des hémorragies ou des chutes de tension et doit rester couchée en attendant que ça passe, il faut quand même s'inquiéter ! Endométriose ou non, d'ailleurs… Au nom de quoi devrait-elle endurer cette situation sans que personne se soucie d'améliorer son confort ? Même quand plusieurs options ont été envisagées, il faut continuer jusqu'à ce qu'on trouve, et surtout, surtout, vérifier que rien ne cloche dans son corps avant de se lancer dans un traitement quelconque.

Une des erreurs les plus fréquentes qui aident l'endométriose à passer inaperçue est la prescription de la pilule contraceptive aux jeunes filles qui se plaignent de règles douloureuses. On sait maintenant que si la patiente ressent une amélioration, cela ne signifie pas pour autant que le problème est réglé : l'endométriose « attend » simplement de pouvoir se développer, emmagasinant ses forces pour être plus virulente dès que libérée. Pis : elle peut même être active, abîmer le corps en toute tranquillité puisque les symptômes qui pourraient la faire repérer sont désormais masqués. Jusqu'au jour où, par exemple, un kyste grossit au point de faire découvrir le pot aux roses, en même temps que les dégâts parfois irréversibles. Si le médecin prescripteur de la pilule avait été au courant que les symptômes de l'adolescente correspondaient à une maladie, il aurait d'abord écarté tout risque qu'elle l'ait. Mais, comme il ne le sait pas, il prescrit en toute bonne foi un produit qui va potentiellement mener sa patiente en enfer.

Détresse psychologique, lésions irréparables, coûts (non pas tant ceux liés aux frais de santé pris en charge par la sécurité sociale que ceux occasionnés par les dépassements, les médicaments déremboursés, les frais pour se rendre chez *le* spécialiste qui se trouve à plusieurs heures de route, etc.), développement de la maladie… On voit bien que ce délai si long de diagnostic a de très lourdes des répercussion sur la vie des femmes malades, alors que, en formant et informant sur cette maladie, on pourrait éviter toutes ces complications supplémentaires.

Bien sûr, savoir ne guérit pas. Mais cela épargne au moins ces longues années d'errance et d'angoisse. Rien n'est plus destructeur, pour soi et son entourage, qu'ignorer ce dont on souffre.

2

Le diagnostic

Et puis, un jour, enfin, le mot apparaît.

Souvent à la faveur d'une situation critique comme une rupture de kyste, une hémorragie trop importante, ou d'une crise de douleurs plus sévère qu'une autre qui nous aura encore une fois menée dans un service d'urgence. Ce jour-là, un des soignants aura enfin la puce à l'oreille et commencera à poser des questions plus précises. Il y a peu, un spécialiste me disait que ce qui devait immédiatement faire penser à une endométriose était la corrélation entre les douleurs et le cycle menstruel. Quelles que soient les douleurs, si elles sont cycliques, il y a de fortes chances pour que ce soit lié à une endométriose. C'est-à-dire que, lorsque la femme explique qu'elle a plus mal au moment de ses règles ou de son ovulation, et que cette douleur revient chaque mois, à chaque début de cycle, le médecin devrait songer à cette possibilité. Peut-être ce soignant-là aura-t-il fait le lien. Ou bien, ce qui est plus fréquent, un résultat d'examen montrera une image atypique : un kyste ou un nodule, une grosseur qui interpellera celui ou celle qui lira les clichés et permettra d'avancer encore dans les investigations. Alors, le relais sera passé à un chirurgien pour aller y voir de plus près. C'est aussi ce qui se produit quand une femme a un problème d'infertilité sans qu'aucun examen classique révèle quoi que ce soit. Une cœlioscopie diagnostique (avec introduction d'une caméra miniaturisée dans le nombril pour explorer l'intérieur de l'abdomen) est effectuée pour comprendre quel est le problème. Et, à son réveil, la patiente apprend enfin ce qu'elle a.

Endométriose.

Pour la plupart, nous ne savons pas ce que c'est et, naïvement, nous voilà soulagées. Parce que ce n'est pas un cancer, parce que ce n'est pas pire, et puis aussi parce que ce n'est pas « rien ». Enfin, le médecin, en baptisant nos maux, nous donne le droit d'exister telles que nous sommes : malades. Soudain, par un tout petit mot, nous voilà reconnues, justifiées, légitimées aux yeux du monde autant qu'aux nôtres. Toute cette souffrance, toutes ces douleurs, tout ce combat pour arriver, enfin, à ce mot : endométriose. À ce moment précis, on ne sait pas encore ce qu'il cache ; on pense, bien candidement, que si l'on sait enfin ce que c'est, alors on va savoir comment nous soigner et qu'on est donc au terme, ou presque, de ce long chemin.

Tout ce qu'on voit et entend à ce moment-là, c'est qu'on n'est pas folle, qu'on n'a pas imaginé ou amplifié nos douleurs et notre mal-être, qu'il était logique d'en passer par tout ça, et même que, en fait, on est plutôt endurante et courageuse. À l'instant précis où le médecin prend la parole, on pourrait entendre chanter les anges. On a envie de se lever et de hurler au monde : « Vous voyez ? Je ne mentais pas ! Je n'inventais pas, je suis réellement malade ! » On est tellement focalisée sur le soulagement que cette révélation nous offre qu'on en oublierait presque le diagnostic en lui-même. Parce que, rappelons-le, cette maladie est très peu connue : neuf fois sur dix, la patiente n'a aucune idée de ce dans quoi elle met les pieds ou en l'occurrence les ovaires.

Pour le moment, elle repense à toutes ces phrases cinglantes et humiliantes qu'elle a entendues, à toutes ces fois où elle s'est giflée mentalement pour s'obliger à avancer quand même, à toutes ces moues dubitatives qu'elle a dû endurer. Elle repense aussi à toutes ces personnes autour d'elle qui ne la croyaient pas, imaginant qu'elle faisait ça pour cacher une paresse XXL ou attirer l'attention. Maintenant qu'il est prouvé qu'elle a bien une maladie – puisqu'on en est là, à devoir prouver qu'on a un problème –, plus personne ne pourra nier, se moquer, ou minimiser. Elle ne sait pas, la pauvre, que malheureusement il y a de grands risques que tout ça ne soit pas fini, bien au contraire.

Parfois, le médecin qui annonce le diagnostic dit la vérité. Mais, bien souvent, personne ne nous dit réellement ce qui désormais va se passer et nous l'apprendrons peu à peu, au fil du temps, des rechutes et des traitements qui ne fonctionnent pas. Je me rappelle encore si bien ce moment-là de mon parcours. Le chirurgien m'a dit : « Avec un peu de chance, vous n'en entendrez plus jamais parler... » Quelle ironie, n'est-ce pas ? Quinze ans plus tard, je fais tout pour que précisément on en entende parler – et, si possible, beaucoup. À certaines, on a assuré : « Ce n'est rien, une piqûre et ça passera », ou : « Bon, ben, c'est pas grand-chose... » Et puis d'autres ont entendu : « Il était temps qu'on vous opère ! », « Quels dégâts là-dedans ! » En effet, l'opération révèle presque toujours de grands dégâts, puisque la maladie est là depuis longtemps sans que rien entrave son travail de destruction. Alors il faut nettoyer, « curer » comme ils disent, pour éliminer le plus possible l'endométriose de nos corps et nous donner ainsi toutes les chances d'aller, enfin, mieux.

De cette première opération découle la suite de notre histoire. On sait désormais qu'une patiente qui subira la bonne opération – ce qui sous-entend : avec la bonne technique, le bon geste – a toutes les chances de ne pas connaître par la suite les complications habituelles, et donc d'éviter la multiplication des traitements et des chirurgies, préservant ainsi sa fertilité et sa santé générale. Ce qui veut dire, rendez-vous compte, qu'au moment précis où le médecin découvre enfin ce dont sa patiente souffre, il doit avoir une maîtrise suffisante de la maladie, soit pour opérer correctement, soit pour savoir qu'il ne doit pas lui-même opérer, mais passer la main à un collègue spécialisé. Or, et c'est bien le problème, celui qui découvre l'endométriose n'est pas toujours un spécialiste de cette maladie ; et, comme l'endométriose reste largement sous-estimée, les chirurgiens pensent en toute bonne foi pouvoir intervenir efficacement, alors qu'à cet instant précis leur bistouri aggrave en fait le cas.

À son réveil, la patiente entend le nom d'une maladie qu'elle ne connaissait pas jusque-là, elle a peut-être même du mal à retenir ce mot, et elle apprend en même temps qu'elle est guérie ou presque ! Quel soulagement ! Quel bonheur ! Hélas, tout est dans le « ou presque » qu'elle entend à peine, tout à sa joie de connaître la raison de ses malheurs et d'envisager enfin des lendemains meilleurs. Pourtant, elle met à ce moment précis le pied dans un engrenage dont elle n'a pas idée, mais qu'elle va vite découvrir. Lorsque, quelque temps plus tard, les douleurs reviendront, elle appellera son chirurgien, qui lui assurera qu'elle ne peut pas faire de rechute si tôt, alors même qu'elle est sous traitement. Mais les douleurs ne disparaîtront pas. Alors elle se mettra en quête de réponses. À l'ère du numérique, les nouvelles diagnostiquées ont un peu plus de chance que leurs aînées : elles taperont le mot magique dans un moteur de recherche qui leur livrera tous ses secrets… Elles liront quelques articles plutôt rassurants. Puis elles découvriront ceux qui osent le mot « incurable », qui expliquent qu'aucun traitement spécifique n'existe à ce jour, et tous les témoignages alarmants de celles qui sont déjà dans le cauchemar, qui montrent qu'en fait il faut davantage qu'un peu de chance pour ne plus jamais en entendre parler. Et petit à petit, au gré des rencontres, des discussions, des contacts, elles construiront leur chemin vers une prise en charge correcte et efficace. Ce chemin est long, sinueux et tortueux, car il n'est ni fléché ni défriché. À elles de comprendre, de trouver… Et le temps que tout ça se fasse, les mois, les années passent. Des années de vie sacrifiée. Encore.

Résumons : l'endogirl, cette femme qui souffre d'endométriose, vient de passer des années à attendre de savoir ce qu'elle a et, maintenant qu'elle le sait, elle va passer des années à chercher comment aller mieux.

Comment se fait-il qu'une telle maladie, si répandue et si difficile à combattre, n'ait pas de parcours de santé défini ? Pourquoi la femme qui souffre d'endométriose doit-elle trouver toute seule les noms des spécialistes (réels), la liste des traitements existants avec leur efficacité, leurs limites, leurs effets secondaires, les diverses opérations ? Mais aussi tout ce qu'elle peut faire pour aider son corps à supporter : ostéopathie, réflexologie, acupuncture, yoga, sophrologie, homéopathie, régime alimentaire… Si seulement quelqu'un pouvait le lui expliquer dès le départ, quel temps précieux elle gagnerait et combien de problèmes elle s'épargnerait !

Une personne qui apprend aujourd'hui qu'elle a un cancer, ou le sida, ou une sclérose en plaques, apprend en même temps, de la bouche du spécialiste qui va la suivre, quelles étapes elle connaîtra, quels traitements elle subira, quels risques elle encourra et quelle hygiène de vie elle devra adopter. Pourquoi ? Parce qu'on sait que tout ça fait partie de la guérison autant que le traitement lui-même. Pourquoi en serait-il autrement pour nous ? L'endométriose est une maladie incurable et, même si l'on n'en meurt pas directement, elle a un impact si fort sur la vie des personnes touchées que rien ne doit être négligé dans le processus de rémission ! Alors, pourquoi ça n'existe pas pour nous ? Voilà encore une chose incompréhensible.

Maintenant qu'elle sait ce qu'elle a, la patiente va commencer son premier traitement. Là encore, elle ne saura pas tout, voire elle ne saura rien. Mathilde[1] raconte que, le lendemain de son opération, une infirmière est arrivée dans sa chambre avec le matériel pour lui faire une injection. Comme le chirurgien ne l'avait pas mentionné, elle demande à l'infirmière quel est ce produit qui fait mal, et l'infirmière lui apprend que c'est une injection d'agoniste de la GnRH, un puissant traitement hormonal qui provoque une ménopause artificielle pour favoriser la disparition de l'endométriose[2]. Le produit a un effet retard d'un mois. Il lui a été injecté sans qu'elle ait reçu la moindre explication

1. Les prénoms ont été changés.
2. Ces traitements font actuellement l'objet d'une réelle polémique, tant sur leur efficacité que sur leurs multiples et notables effets secondaires. Voir p. 60-66 et en annexes, p. 191-192.

sur les effets secondaires – pourtant fort nombreux et dangereux – de ce type de traitement, sur les éventuelles alternatives, ni même sur le but recherché. Mais le produit est dans son sang, c'est trop tard pour en parler... Elle devra attendre d'être chez elle pour comprendre ce qu'on vient de lui injecter, et un mois pour prendre conscience qu'elle ne veut plus jamais subir ce type d'injection, ni revoir ce médecin qui n'a pas jugé nécessaire de lui expliquer ce qu'il lui destinait.

Vous le comprenez désormais : une fois que le diagnostic est posé, même si c'est un événement d'importance capitale dans le parcours de la malade, tout reste à faire. Dénicher le spécialiste, déterminer le traitement, voir s'il fonctionne sur nous, apprendre quelles autres possibilités nous avons, et puis trouver les conseils, les informations, le soutien et l'écoute. Cette écoute si complexe qui fait terriblement défaut aux femmes et les pousse à se tourner vers des associations de patientes, des forums, des groupes de parole. Elles l'auront trouvée sur internet, ou *via* un article ou une rubrique d'émission, et en arrivant à nous elles confieront : « Enfin, je ne suis plus seule ! »

Heureusement, pour certaines – et il ne faut pas les oublier –, la prise en charge est efficace, l'opération réussie, et elles seront tranquilles un bon nombre d'années, voire définitivement. Elles pourront même être enceintes rapidement, et devenir mères sans trop de problèmes après l'opération. Je l'ai dit, la prise en charge est très importante, et si c'est un vrai spécialiste qui s'en occupe, alors les résultats sont meilleurs. Ça tombe sous le sens, mais c'est encore trop souvent ignoré. Cependant, et sans vouloir enlever quoi que ce soit à ces formidables professionnels, il semblerait que ce ne soit pas la seule raison de ces réussites. Comme l'ont montré des études, il existerait différentes formes d'endométriose, plus ou moins sévères (superficielle, ovarienne et profonde). Ce qui pourrait expliquer aussi pourquoi certaines femmes pourront vivre à peu près normalement avec cette maladie, tandis que d'autres erreront longtemps sur une route accidentée et tortueuse.

3

La prise en charge

Vous l'avez compris, la prise en charge de l'endométriose est totalement aléatoire et particulièrement compliquée. D'abord, parce qu'il y a presque autant d'endométrioses que de patientes. Ensuite, parce que les traitements médicamenteux qui existent aujourd'hui ne sont pas des traitements spécifiques pour l'endométriose, mais ont été développés pour d'autres pathologies et adaptés à la nôtre ; leurs dosages ont été bricolés pour atteindre l'objectif attendu. Par exemple, les analogues de la GnRH, hormones synthétiques qui visent à modifier les sécrétions hormonales de l'hypophyse, étaient initialement destinés au traitement des cancers de la prostate ; les pilules contraceptives ou bien les progestatifs (autres hormones synthétiques) étaient prescrits dans les cas de dérèglements hormonaux (fibrome, périménopause…). Il tombe sous le sens qu'un traitement « détourné » a forcément une efficacité amoindrie par rapport à un traitement spécifique.

Enfin, la méconnaissance de la maladie entraîne des difficultés. Les soignants qui interviennent dans le cadre d'un suivi d'endométriose sont nombreux : généralistes, radiologues, gynécologues et chirurgiens en tête, mais aussi gastroentérologues, urologues, néphrologues, sans oublier infirmières, kinésithérapeutes, sages-femmes, etc. Dans chacun de leur cursus d'apprentissage, l'endométriose n'est pas ou peu abordée. N'étant pas complètement formés au problème, ils n'ont pas une vision globale de la maladie, n'envisagent pas toutes les conséquences ni tous les effets secondaires. Les chirurgiens et gynécologues qui ne se sont pas spécialisés dans l'endométriose peuvent donc sous-estimer le problème. Ajoutons à cela les nombreuses facettes de la maladie et le fait que les patientes ne réagissent pas toutes de la même manière à un même traitement : les spécialistes doivent alors prescrire un premier traitement pour voir s'il fonctionne, comment, et combien de temps. D'ailleurs, c'est toujours la phrase qui accompagne l'ordonnance : « Normalement, ça marche bien ; on va essayer, on verra. » Toutes autant que nous sommes, nous avons vécu cela : essayer un traitement, puis un autre, puis encore un autre, en combiner plusieurs, revenir en arrière, tout arrêter parce qu'on n'en peut plus, et pendant ce temps subir tous les détestables effets secondaires des traitements hormonaux. Prise (ou, plus rarement, perte) de poids considérable, sautes d'humeur, libido ectoplasmique, chute de cheveux, acné... : que du bonheur ! Quand le traitement fonctionne, les douleurs s'atténuent ou même disparaissent. Parfois pendant longtemps, parfois pendant quelques mois. Celles qui ont cette chance essaient alors de mener une vie la plus normale possible malgré la fatigue chronique qui, on l'oublie un peu trop souvent, reste un des symptômes permanents de l'endométriose.

Celles pour qui le traitement ne fonctionne pas entrent dans une spirale dont on ne sait si elle croît ou décroît. Il faut acheter le nouveau traitement, puis commencer à le prendre, attendre une période minimum de plusieurs semaines, parfois plusieurs mois, pour voir si les douleurs diminuent et/ou si les effets secondaires se calment, puis reprendre rendez-vous avec le spécialiste (ce qui induit une n plusieurs semaines ou plusieurs mois) pour lu ça ne marche pas. Alors attendre le cycle suivant – prise de ces traitements est souvent calée sur le cycle h nal de la femme – afin de commencer le nouveau. Derech espérer, derechef attendre… Combien de traitements avons-nous essayés en priant à chaque fois tous les saints pour que ce soit le bon ? Combien de fois avons-nous prononcé la phrase : « Ça ne marche pas », ou : « Ça ne marche plus » ? Pourtant, nous y retournons inlassablement, le dos tantôt droit, tantôt courbé d'épuisement, en nous disant qu'un jour, forcément, il y en aura un qui marchera. Romain Rolland a écrit : « Même sans espoir, la lutte est toujours un espoir. » Et il s'agit bien de cela. Même en larmes, même en colère, même épuisées, nous nous efforçons encore et encore d'aller mieux, quitte à essayer tous les traitements du monde. Je crois que si notre spécialiste nous disait qu'en prenant une douche glacée sur le Kilimandjaro on irait mieux, on le ferait ! Parce que vivre les douleurs et la fatigue chaque jour que Dieu ou mère Nature fait est plus qu'éreintant. C'est tuant. Ni plus ni moins. D'ailleurs, la déprime et la dépression font rage chez les endogirls, et certaines femmes pensent même à mettre fin de manière dramatique à ce calvaire. Les suicides ne sont pas si rares.

Comment blâmer ces femmes qui sont juste épuisées par cette lutte quotidienne, ces espoirs perpétuellement déçus ? Il faut une volonté inébranlable et un soutien sans faille pour chasser ces idées noires. Heureusement, la très grande majorité y arrive, mais j'ai souvent une pensée émue pour celles qui n'ont pas eu cette chance…

Un autre des grands problèmes que nous rencontrons, c'est de savoir en qui placer sa confiance. Sur le marché de la prise en charge de l'endométriose, comme sur celui des médicaments allopathiques, on trouve de tout, et souvent n'importe quoi. Celui-ci vante les mérites d'une plante, celle-là d'une diète, cet autre d'un *rebirth*, ou bien encore d'une bonne psychothérapie… Sans vouloir remettre en cause ces théories particulières, il faut cependant bien garder en mémoire l'essentiel : à ce jour, il n'y a aucune cure miracle pour guérir de l'endométriose. Celui qui avance le contraire ment. Il existe une grande palette de traitements, hormonaux pour la plupart, et différentes techniques chirurgicales, mais rien d'autre. RIEN. Et la meilleure des preuves reste quand même que ça se saurait, vous l'imaginez bien. Qu'est-ce qui pourrait justifier qu'une technique efficace ne soit pas largement enseignée et répandue ? Rien, même en évoquant le lobbying pharmaceutique ou quelque théorie du complot… Mais, si jamais parmi les lecteurs de ce livre se trouve une personne qui connaît une technique vraiment efficace, avec plusieurs cas avérés et le recul nécessaire pour conclure avec certitude à une guérison, alors qu'elle en parle immédiatement ! Parce que nous sommes 180 millions à l'attendre.

Pour autant, il ne faut pas négliger l'aide précieuse que peuvent apporter les médecines dites parallèles. L'ostéopathie, l'homéopathie, la réflexologie, l'acupuncture, la naturopathie, la sophrologie et leurs consœurs occupent toutes une place importante dans nos parcours puisqu'elles nous aident à aller mieux en attendant la guérison, un jour, peut-être. Ces techniques, quand elles sont pratiquées par de vrais professionnels, apportent un mieux-être, un soulagement non négligeables dans nos quotidiens compliqués, et je recommande vivement aux malades qui me lisent, quelle que soit leur maladie d'ailleurs, d'y avoir recours ! Mais sans jamais perdre de vue que ça ne leur offrira pas une guérison.

Si l'on en reste au tangible, donc, l'idée est de trouver parmi les traitements actuellement sur le marché celui qui nous soulage, à un moment donné. Vous l'aurez compris, ils seront adaptés selon les cas, selon les dégâts causés par l'endométriose dans le corps, et surtout selon les étapes de la vie de la patiente. Ainsi, une jeune fille ne prendra pas le même traitement qu'une femme qui essaie d'avoir un enfant ou une femme proche de la ménopause. Les traitements proposés sont pour la plupart lourds, agressifs, épuisants, perturbants. Par exemple, la cœlioscopie[1] reste une opération, avec tous les risques que cela comporte ; les traitements hormonaux (ménopause artificielle par analogue de la GnRH, pilule ou progestatifs en continu pour bloquer l'ovulation et ainsi freiner la croissance de l'endomètre) impliquent souvent des saignements vaginaux intermittents et anarchiques, une prise de poids, des sautes d'humeur…

Pourtant, il est plus que nécessaire d'avoir un traitement pour contrer l'endométriose et l'empêcher de prendre trop d'ampleur. On peut les classer par famille :

– les antidouleurs

1. Il s'agit de l'exploration de la cavité abdominale et pelvienne par l'introduction d'une caméra dans le ventre. La cœlioscopie permet également de réaliser certains actes chirurgicaux dans le ventre en dirigeant ses gestes grâce à une caméra, donc sans ouvrir la paroi abdominale. Elle permet enfin de rechercher une anomalie indécelable par d'autres moyens. Elle reste à ce jour le seul moyen de diagnostic de l'endométriose après analyse par histologie des prélèvements.

– les traitements hormonaux, dont les analogues de la GnRH

– les interventions chirurgicales

– les approches alternatives (kinésithérapie, réflexologie, ostéopathie, acupuncture, etc.).

Tous font partie de nos vies. Certains à temps plein, d'autres à temps partiel, d'autres encore en *one shot*… La première famille, celle des antidouleurs, devient notre meilleure amie. Paracétamol[1] et ibuprofène[2], évidemment, mais aussi codéine, tramadol, morphine[3]… Sans oublier les anti-nauséeux (avoir mal, ça donne aussi envie de vomir), les antigastriques (à force d'ingurgiter tout cela, nos estomacs en prennent un coup), les pansements digestifs, les laxatifs et lubrifiants… Chaque jour, nous nous composons nos cocktails de petites pilules pour voler quelques instants fugaces sans souffrance, comme les personnes âgées avec leurs boîtes remplies de comprimés et de gélules, sauf que nous ne sommes pas âgées !

Au lieu de sortir, de faire des études, de s'amuser avec nos amis ou de construire doucement nos vies d'adultes, nous voilà déjà plongées dans le bain du monde médical, et des effets secondaires des médicaments. Quand on a vingt ou vingt-cinq ans, prendre des antidouleurs forts qui font somnoler, diminuent les capacités de concentration, de mémoire,

---

1. Antidouleur niveau 1.
2. Anti-inflammatoire non stéroïdien.
3. Codéine, tramadol et morphine sont tous des antalgiques opiacés, ayant des effets secondaires importants (nausées, maux de tête, vertiges…) et un risque accru de dépendance.

souffrir de fatigue chronique, avoir mal, c'est compliqué et ça empêche de vivre normalement. Combien sommes-nous à avoir dû changer de voie professionnelle, arrêter prématurément nos études, nous résigner à voir l'être aimé s'éloigner ? Comment demander à quelqu'un de nous aimer, de partager cette vie si difficile, d'accepter de ne peut-être jamais avoir d'enfant naturellement ?

L'automédication est évidemment commune, et pourtant pas sans danger, même chez nous qui, à force d'expérience, pourrions parfois donner quelques cours à certains soignants ou pharmaciens… D'abord, on serre les dents ; on se dit que cette « petite » douleur-là, on saura la gérer, qu'elle va passer toute seule. Et puis, comme elle ne passe pas, on s'accorde un comprimé léger. Comme elle ne passe toujours pas, on s'accorde un truc un peu plus fort… Et encore un peu plus fort… La journée est passée, mais pas la douleur. Alors, deux possibilités s'offrent à nous : ne pas fermer l'œil de la nuit et endurer ce déchirement de nos entrailles, ou demander de l'aide à un médecin urgentiste. Parfois on tient, quitte à ne pas dormir, quitte à pleurer, quitte à hurler. Parfois on baisse les bras et on va vers l'injection souveraine, même si on sait que la douleur ne disparaîtra pas, qu'elle deviendra seulement tolérable et que sans doute, après, il faudra rester couchée et attendre que passent le mal de tête, les nausées et/ou les vertiges.

Quand je replonge dans mes souvenirs, que de nuits inutiles, que de départs hâtifs vers l'aiguille des médecins vingt-quatre heures sur vingt-quatre qui, à la longue, ne me prenaient plus pour une junkie qui prétextait des douleurs improbables afin d'avoir sa dose, mais bien pour une endo-girl en pleine crise ! Pour eux, au départ, il était impensable qu'une « simple endométriose » soit la cause de tant de souffrances. À force de parler avec eux de ce que je vivais, des traitements que je suivais, de l'opération à venir, petit à petit ils ont changé d'avis. Je me souviens de l'un d'eux qui m'avait même demandé si j'étais membre du corps médical. J'avais répondu que j'étais juste patiente depuis douze ans et que j'avais ainsi acquis beaucoup de connaissances et d'expériences. Avec un sourire sincère, il avait ajouté : « Sans doute plus que moi, oui... » Je me souviens également de celle qui m'a félicitée pour mon courage après avoir avoué qu'elle n'imaginait pas qu'une endométriose pouvait être un tel calvaire. Mais je me souviens aussi de celui qui systématiquement me disait que j'avais besoin d'un psy pour gérer l'angoisse que tous ces problèmes engendraient. Au début, il m'énervait. Après, j'ai compris qu'il avait raison... Parce que ma peur, mes angoisses me crispaient physiquement et ainsi amplifiaient mes douleurs.

Notre escalier... Combien de fois l'ai-je descendu au bord de l'évanouissement, concentrée pour ne surtout pas tomber, vomir ou m'évanouir, parce qu'il jouxte la chambre de mon fils et que je voulais plus que tout ne pas le réveiller pour qu'il ne me voie pas ainsi ? Combien de fois mon père est-il arrivé en pleine nuit pour veiller sur lui pendant que mon mari me portait à bout de bras jusqu'au cabinet médical ? Je fermais les yeux pendant les dix minutes que durait le trajet, et je voyais au travers de mes cils défiler les lumières des réverbères. Je pouvais reconnaître le rond-point, le feu, le virage, rien qu'aux balancements de mon corps. Je savais que je me rapprochais du soulagement. Et puis encore, marcher, encore tenir, encore expliquer... Les derniers temps avant mon intervention, les médecins de nuit me connaissaient presque tous. Ils ne perdaient plus de temps. Certains avaient même des paroles de soutien, d'encouragement. Et je souriais pour les remercier. Où allais-je chercher ce sourire ? Probablement dans leur gentillesse et leur douceur. J'en avais tant besoin. Une fois le précieux mélange dans mon sang, la douleur devenait enfin tolérable, je pouvais enfin revenir au présent, me reconnecter à la réalité. J'étais faible, mais debout, et je pouvais retourner me coucher calmement. Le jour d'après se passait dans le coton. Mes parents, ma sœur et parfois des voisines amies prenaient le relais auprès de mon fils en attendant que mon mari rentre, parce que lui, il était parti travailler… Oui, les antidouleurs font partie de nos vies. À temps plein, et plus encore : parfois, ils rendent nos vies possibles.

La deuxième famille, celle des traitements hormonaux, regroupe en vrac, en plus des analogues de la GnRH, les progestatifs, les œstroprogestatifs (comme les pilules contraceptives) destinés à réguler les cycles et à réduire les symptômes douloureux dus aux règles. Parfois prescrits en continu, ils ont alors le même but que les analogues de la GnRH, dont nous parlerons bientôt, c'est-à-dire mettre les ovaires au repos en bloquant la sécrétion d'hormones pour que l'endométriose ne puisse pas se développer. Petit rappel : l'endométriose est une maladie œstrogéno-dépendante (qui se nourrit d'œstrogènes), ce qui signifie que son développement (ou sa régression) dépend d'une hormone libérée par le corps de la femme : l'œstrogène. Si cette hormone est coupée chimiquement grâce à ces produits, l'endométriose n'est en théorie plus nourrie, donc ne peut plus se développer. En théorie seulement, puisque dans la pratique certaines femmes voient leur endométriose continuer à croître malgré ce type de traitement. Il arrive aussi que, dès l'arrêt du traitement, la maladie connaisse une forte poussée. Il a d'ailleurs été prouvé que certaines malades n'avaient pas les récepteurs hormonaux de la progestérone nécessaires pour ces traitements, les rendant alors totalement inefficaces, sans pour autant limiter des effets secondaires très désagréables. Prise ou perte de poids importante, développement de la pilosité, sautes d'humeur, acné, sécheresse vaginale, état dépressif, ostéoporose, chute de cheveux, sexualité en berne, saignements vaginaux anarchiques, migraine, hausse du cholestérol, risque de phlébite, d'AVC… Cette liste non exhaustive est tout sauf glamour, et parfaitement déprimante.

Lorsque le traitement marche, on prend le risque parce que le rapport bénéfice-risque est intéressant. Mais quand il ne marche pas… on doit aussi subir les effets de ce traitement et encaisser un pis là où l'on attendait un mieux. Et repartir dans la spirale infernale de la recherche de rémission.

Dans cette famille figurent également les analogues de la GnRH[1]. C'est en toute conscience que j'en parle séparément, car pour moi il s'agit quand même encore d'un autre niveau que la pilule ou les progestatifs en comprimés. Ils s'administrent par injections, avec un effet prolongé sur un ou trois mois. On retrouve avec joie – ou non ! – les mêmes effets secondaires, avec en bonus une ménopause artificielle puisque c'est le but avoué de ces traitements, pour les mêmes raisons que les progestatifs. Et qui dit artificielle dit plus

1. Un analogue de la GnRH est une hormone de synthèse. Voir le détail en annexes, p. 191.

forte, plus agressive, plus compliquée. À nous les bouffées de chaleur à toute heure du jour et de la nuit, les crises de larmes ou de colère, les poils inexpliqués, l'appétit d'ogre, les bourrelets de Bouddha, la fatigue, l'anxiété, les troubles de la mémoire, la baisse de libido, les sécheresses vaginales, les fuites urinaires… Mais en version XXL. Au bonheur des dames ! Sans oublier que nous ne pouvons évidemment avoir aucun traitement hormonal substitutif (dit THS)[1], naturel ou non, puisqu'ils sont à base d'œstrogènes et que précisément nous cherchons à les bannir de notre corps pour affamer l'endométriose, gourmande de cette hormone. Parfois, quand la ménopause est vraiment trop violente, certains médecins prescrivent malgré tout un petit traitement supplémentaire, appelé *Add back therapy*, qui consiste en l'administration d'œstroprogestatifs à faible dose en complément pour atténuer les effets de la ménopause artificielle.

Je ne peux parler de ces traitements sans en évoquer clairement les limites et surtout les risques. Actuellement, une polémique sérieuse existe autour des analogues de la GnRH, dont les effets secondaires sont non seulement très importants, mais encore dangereux, et pas forcément explicités aux patientes. Le fameux rapport bénéfice-risque en prend alors un coup et n'est plus vraiment positif, sans compter que bien des effets secondaires ne sont pas répertoriés dans les notices françaises. Le célèbre blog Pharmacritique le dénonce, en rappelant les abus, dérives et non-sens dans le traitement

1. Le THS consiste à apporter à l'organisme les hormones sexuelles qui ne sont plus produites par les ovaires : les œstrogènes et la progestérone. Pour contrer les effets secondaires, on peut administrer une *Add back therapy*, ce qui revient à un THS.

et la prise en charge de l'endométriose en France. Il signale qu'aux États-Unis sont mentionnés des problèmes cardiovasculaires, des répercussions sur la santé mentale, des effets gastro-intestinaux, dermatologiques, urino-gynécologiques, etc. En Allemagne, où les effets sont classés par fréquence de rapport, c'est-à-dire par nombre de personnes qui ont rapporté avoir subi un même effet secondaire, on peut lire : douleurs osseuses, maux de tête, œdèmes, spotting (saignements intermittents en plus petite quantité que ceux des règles), vaginites… Là où, en France, on ne parle que de risque accru de dépression, de problèmes hormonaux et de risques d'ostéoporose. Les effets secondaires répertoriés dans la notice d'un même médicament connaissent effectivement un écart non négligeable selon le pays dans lequel il est commercialisé. Ce qui ne peut que nous faire réfléchir sur ces effets non précisés et pourtant bien réels, et nous amener à nous demander si le fameux rapport bénéfice-risque est toujours positif.

Dans les faits, peu de femmes constatent une réelle amélioration grâce aux analogues, et la plupart rechutent assez rapidement. L'endométriose serait comme suspendue pendant la durée du traitement, mais non guérie, comme on a longtemps voulu nous le faire croire. De plus, les recommandations sont assez claires : le traitement ne doit pas excéder de six à douze mois dans toute une vie de femme (la notice même du médicament souligne : « Il n'est pas souhaitable d'entreprendre une deuxième cure par la triptoréline[1] ou

1. La triptoréline est la molécule synthétique de la gonadoréline (GnRH) qui, elle, est la molécule naturelle. C'est donc un des fameux analogues (ou remplaçants) de la GnRH.

par les autres analogues de la GnRH »). Or ces traitements sont prescrits un peu à la légère et sans que les patientes soient vraiment informées des risques encourus, parce que les médecins eux-mêmes les ignorent souvent !

Mis à part le fait d'informer qu'il faut procéder à l'injection dans les cinq premiers jours du cycle et, si le médecin est un peu précautionneux, de vérifier que la patiente n'a pas d'antécédent de phlébite, aucune mise en garde spécifique n'est faite au moment de la prescription. Alors qu'en lisant simplement la notice, on découvre par exemple qu'il faut effectuer un test de grossesse avant l'injection pour éviter tout risque inutile de malformations graves du fœtus ou de fausse couche[1]. Ou bien qu'un mode de contraception non hormonal est nécessaire pendant toute la durée du traitement et jusqu'au retour des règles. Règles qui ne surviendront pas dans les semaines qui suivent la fin de l'effet prolongé, comme on nous le dit régulièrement, mais bien dans les cinq mois qui suivent. Pourtant, je peux vous assurer qu'aucun des médecins – si bons et efficaces fussent-ils – qui m'ont prescrit ce médicament ni aucun des pharmaciens qui me l'ont délivré ne m'ont parlé de ce genre de précautions. J'irai même plus loin en affirmant sans sourciller que la majeure partie des patientes ne le savent pas davantage… On pense même tout à fait naïvement que, puisque nous

1. Je tiens ici à attirer l'attention sur l'importance de bien différencier les traitements longs pour l'endométriose des traitements courts et ponctuels administrés au cours de l'aide médicale à la procréation. Dans ce deuxième cas, les injections reproduisent la manière pulsatile, par décharge intermittente, dont l'hormone est libérée naturellement dans le corps, et de ce fait n'entraînent aucun risque pour le fœtus ou la grossesse.

n'avons pas nos règles, il n'y a pas d'ovulation, donc aucun risque de fécondation…

Certaines décident malgré tout de recourir à ces molécules parce qu'elles leur permettent une pause, une parenthèse dans leur douleur quotidienne. Elles n'en attendent pas une guérison, seulement un peu de répit. D'autres ne savent rien, et le regrettent quand elles comprennent… Enfin, de plus en plus de chirurgiens considèrent désormais qu'il est néfaste d'administrer ce type de traitement avant une intervention. Car une intervention réussie suppose d'enlever absolument toute endométriose visible du corps. Or, les analogues ou les traitements hormonaux de type progestatif peuvent assécher les foyers d'endométriose, les rendant par là même parfois invisibles à l'œil du chirurgien qui opère… et qui ne saurait donc les enlever. Conclusion : souvent des cellules resteront, et l'endométriose pourra donc redémarrer.

Le recours à ces traitements avant une opération reste justifié dans des cas très précis, par exemple lorsqu'un nodule trop gros se trouve dans une zone qu'il serait dangereux de toucher, et que le chirurgien veut alors diminuer la taille de ce nodule pour réduire les risques de complications pour la patiente.

Mais on ne peut pas généraliser : certaines rechutes rapides interviennent alors qu'aucun traitement hormonal n'a été pris avant, et inversement certaines femmes ayant un traitement hormonal ou de type analogue avant leur opération connaissent une belle rémission. Ma volonté est ici d'informer les femmes de ce qu'elles ne savent pas pour qu'elles puissent choisir en toute connaissance de cause le traitement qui leur semble le plus adapté, en fonction de ce sacro-saint rapport bénéfice-risque un peu trop souvent relégué au deuxième ou troisième plan.

Enfin, les interventions chirurgicales constituent la quatrième et dernière famille, souvent le dernier recours. De la simple cœlioscopie d'investigation à la grosse opération de plusieurs heures comprenant l'ablation des lésions d'endométriose ou, dans les cas plus sévères, l'ablation d'un organe, le champ est vaste et varié. Malheureusement, et c'est sans doute la chose que nous redoutons le plus, un trop grand nombre de femmes connaîtront finalement l'hystérectomie (ablation de l'utérus), avec ou sans ovariectomie (ablation des ovaires) et/ou stomie (poche externe momentanée ou définitive servant à recueillir les urines ou les selles). Cependant, il faut savoir, et c'est important, qu'une hystérectomie, souvent considérée comme l'opération ultime de délivrance, ne sert en fait pas à grand-chose si la malade ne souffre pas d'adénomyose[1]. Mais, surtout, l'ablation de l'utérus seule ne suffira pas à arrêter l'endométriose. Comme je l'ai expliqué plus haut, l'endométriose est une maladie qui dépend des œstrogènes, ce qui veut dire qu'elle se nourrit de cette hormone. Enlever l'utérus peut apporter un bénéfice non négligeable s'il fait souffrir ou s'il est trop abîmé, mais ça ne réduira pas les œstrogènes, donc ça n'aura pas d'impact sur le développement de la maladie : elle pourra continuer à croître tranquillement dans notre corps. Une opération qui pourrait éventuellement être efficace est l'ovariectomie, parce

1. L'adénomyose est une forme interne d'endométriose qui s'attaque aux tissus même de la paroi utérine, en profondeur, détruisant peu à peu l'utérus, et provoquant de très grandes douleurs.

qu'alors elle diminuerait le taux des œstrogènes, freinant le développement de l'endométriose.

Il tombe là encore sous le sens que les vies des patientes qui subissent ce genre d'interventions sont pour le moins perturbées, sinon bouleversées. Quand une jeune femme qui n'a pas pu être enceinte subit une hystérectomie, même si cet organe n'est pas physiquement essentiel au corps, il y a des conséquences psychiques non négligeables. Comment se (re) construire en sachant qu'on ne pourra (plus) jamais donner la vie ? Comment continuer à être une femme ? Sans oublier les risques de descente d'organes, les problèmes d'incontinence urinaire, donc la nécessité d'une surveillance, d'une rééducation souvent. C'est forcément compliqué, douloureux, angoissant et difficile. Mais quand en plus on doit se faire enlever les ovaires, un réel problème physique se pose, car ce sont eux qui créent l'œstrogène, qui est une hormone importante du corps[1]. Comment un corps de moins de trente ans peut-il arriver sans dégât à la fin de sa longue vie sans ces organes essentiels pour lui ? En plus de la stérilité, la jeune femme devra faire face à une ménopause précoce et cette fois définitive – sans recours possible au THS dont nous parlions plus haut pour en limiter les effets –, à un risque plus

1. Les œstrogènes sont responsables du développement pubertaire et du maintien ultérieur des caractères physiques féminins (organes génitaux internes et externes, seins). Ils assurent la prolifération d'une nouvelle muqueuse utérine pendant la première moitié du cycle (l'ancienne muqueuse ayant été éliminée avec les règles, les premiers jours du cycle). En outre, ils ont une action générale sur l'organisme : ils tendent à y retenir le sodium et l'eau, et favorisent la synthèse des protéines. Ils sont notamment nécessaires à la constitution et à la solidification de la trame des os, aussi bien chez la fille que chez le garçon. (Source : www.larousse.fr.)

élevé d'ostéoporose, à un vieillissement peut-être plus rapide aussi, à des modifications de la pilosité, de la silhouette (le fameux estomac qui se renfloue plus vite qu'on ne le voudrait et forme cette bouée disgracieuse que redoutent toutes les femmes ménopausées)…

C'est d'ailleurs pour toutes ces raisons que les chirurgiens sont extrêmement frileux à l'idée de pratiquer une ovariectomie totale sur leurs patientes jeunes. Encore une fois, il faut mettre dans la balance les avantages et les inconvénients d'une telle chirurgie, prendre en compte les conséquences et être sûr que la patiente est suffisamment préparée psychologiquement aux suites de ce type d'acte.

Et que dire de celles qui ont en outre des séquelles importantes, comme lorsque les nerfs de la vessie doivent être coupés, car infiltrés par la maladie ? Que dire quand les uretères, les reins, l'intestin ou le rectum sont touchés, et qu'il faut les enlever – tout ou partie ? Comment vit-on avec une poche externe ? Comment séduire encore, comment travailler, comment être « normale » ? Pourtant, certaines femmes qui passent par ces étapes racontent qu'elles l'ont en fin de compte relativement « bien » vécu. Sidonie, vingt-quatre ans, explique que retirer la poche a paradoxalement été une source d'inquiétude puisque, tant qu'elle l'avait, elle pouvait gérer comme bon lui semblait ce problème d'évacuation et n'avait pas peur d'éventuels soucis d'incontinence. Alors que sans, peut-être les épisodes de constipation ou de diarrhée aiguë seraient-ils de retour. Pouvez-vous imaginer qu'à vingt-quatre ans, au lieu de chercher un job ou de finir leurs études, Sidonie et tant d'autres vivent ces inquiétudes et humiliations qu'on ne veut pas connaître même une fois devenues vieilles ? Déborah, quarante ans, s'est battue pour avoir « droit » à une hystérectomie complète (avec ablation des ovaires en prime) que les médecins ne voulaient pas pratiquer. Elle avait l'utérus lourdement abîmé par l'endométriose et savait qu'elle ne pourrait jamais être enceinte, après avoir épuisé toutes les possibilités que lui offrait la procréation médicalement assistée. Elle était à bout de forces morales et physiques face à ses douleurs. Elle avait envie de mener une vie normale, sans plus jamais s'inquiéter de cette endométriose. Elle a fini par obtenir gain de cause et a vécu son opération comme une renaissance[1].

En ce qui me concerne, l'hystérectomie m'a probablement sauvé la vie ; mais, bien que j'aie cette chance éblouissante d'être mère et d'avoir vécu une grossesse, le deuil de la maternité et de l'enfantement est toujours en cours deux ans plus tard, même si pour rien au monde je ne retournerais en arrière.

Pourtant, j'ai appris cet été que ce sacrifice ultime ne suffisait pas. Il me reste un tout petit bout d'ovaire, le reste ayant été détruit soit par l'endométriose, soit par les multiples interventions que j'ai subies, et ce tout petit bout d'ovaire déjà fatigué, puisque la ménopause naturelle s'installe doucement, suffit à nourrir ma saleté de maladie. Moi qui depuis deux ans annonçais fièrement être enfin en rémission – pour tout dire, je commençais à peine à m'autoriser à utiliser le mot « guérie », en touchant à chaque fois du bois pour ne pas m'attirer les foudres du *malocchio* –, j'étais toujours l'hôte obligée d'une invitée détestable. L'endométriose est là depuis toujours et, je le sais maintenant, pour toujours, quoi que je

---

1. Si la femme ne souffre pas d'endométriose interne à l'utérus, aussi appelée adénomyose, on l'a vu, l'hystérectomie ne lui sera d'aucun recours !

fasse. Cette épée de Damoclès me suit à chaque moment de ma vie, comme elle suit toutes celles qui ont la même maladie que moi. On ne sait jamais où on la retrouvera, où elle sera allée se nicher ni à quels organes elle se sera attaquée. Mais on sait qu'elle est là, et qu'elle peut absolument tout attaquer. Oui, tout : il y a des cas d'endométriose sur la peau, dans le nombril, dans les yeux, dans les poumons, autour du cœur et même au cerveau… Autant de patientes, autant d'endométrioses, autant de vécus différents. À nous d'apprendre à être heureuses et épanouies malgré tout, en vivant au jour le jour sans jamais anticiper ou croire. Aujourd'hui je vais bien, j'en profite. Demain est un autre jour. S'il se révèle mauvais, je remonterai mes manches et je me battrai. Je suis prête. Toujours.

Sans en arriver à ces extrêmes, les opérations sont surtout la possibilité de confirmer le diagnostic, de nettoyer l'appareil génital (ou le reste du corps) pour favoriser une grossesse ou simplement réduire les douleurs. Si elles sont bien faites, par le bon chirurgien, elles peuvent apporter un bénéfice indéniable à la malade. Surtout si celle-ci recourt à des antidouleurs puissants et ne sait plus comment diminuer sa souffrance. Tel le candidat valeureux de *Fort Boyard*, nous devons aller toujours plus loin, chercher le médicament toujours plus fort pour trouver le soulagement. Cette escalade n'est pas sans conséquence sur la vie des patientes qui jonglent chaque jour entre douleurs, états vaseux, fatigue, problèmes digestifs et rendez-vous médicaux. Petit à petit, la femme atteinte d'endométriose sévère entre dans une spirale infernale et sa vie change irrémédiablement.

4

Vivre l'endométriose au quotidien

Comment faire comprendre une souffrance physique à qui ne la connaît pas, ne la ressent pas ? Comment saisir l'état d'esprit dans lequel on est face à une maladie incurable, peu connue et non reconnue ? Si j'y parviens, vous pourriez bien être vous-même révolté par ce que vous allez lire.

Cauchemar, petite mort, solitude, incompréhension, bataille, frustration, calvaire, fatigue, surpoids, infertilité : voilà ce que vous entendrez si vous demandez à une femme qui souffre d'endométriose comment elle définirait sa maladie en un mot. Car souffrir d'endométriose, c'est souffrir beaucoup physiquement, de manière aussi régulière qu'un pendule selon le cycle de la femme, et/ou de manière complètement aléatoire, anarchique, sans que personne sache pourquoi ou comment la douleur arrive, ni d'ailleurs pourquoi elle repart...

Souffrir d'endométriose, c'est aussi souffrir psychologiquement, parce qu'on a une maladie dont on ne connaît pas grand-chose : d'où vient-elle ? Pourquoi se développe-t-elle ? Pourquoi récidive-t-elle ? Quels dégâts a-t-elle causés ? Quel traitement envisager, avec quelles conséquences ? Quelles opérations, quelles douleurs ? Quels rêves seront anéantis, lesquels se réaliseront ?

Souffrir d'endométriose, c'est hélas encore souffrir d'être peu considérée, peu prise en compte, peu entendue. C'est supporter parfois les moqueries, les airs de suspicion, les petites phrases déplacées et cinglantes de ceux qui ne comprennent pas que l'on souffre d'une maladie réelle, chronique, invalidante et qui fait mal, d'une maladie qui laisse perplexes les spécialistes les plus renommés et à laquelle nul ne trouve de solution.

Il y a des cas, dits moins sévères, où les femmes atteintes ne souffrent que très peu ou pas du tout, et verront leur maladie s'effacer provisoirement grâce à une grossesse, une opération ou un traitement. Celles-ci ont beaucoup de chance. Mais il y a aussi des cas, identifiés comme lourds, très lourds, qui vont malheureusement enchaîner les rechutes malgré les opérations, les traitements et parfois même une grossesse. Dans ces cas-là, la vie tourne vite au cauchemar.

Comment vous faire entrevoir l'ampleur des douleurs ?

Mesdames, pensez à ce merveilleux moment que nous vivons toutes une fois par mois, qui s'appelle les menstruations, où plus communément les règles. Pensez, pour les plus chanceuses d'entre vous, à cette pesanteur que vous avez au plus profond de vous et, pour les moins chanceuses, aux douleurs que vous éprouvez, à la fatigue que cela vous cause, aux médicaments que vous êtes obligées de prendre pour vous soulager, et à ce que cela vous empêche de faire à ce moment-là dans votre vie. Certaines d'entre vous, bienheureuses, ne ressentent rien : il vous faudra alors lire mes explications aux hommes, quelques lignes plus loin, pour comprendre. Mais les autres – et je sais par expérience que je m'adresse, hélas, à la grande majorité des femmes – souffrent au moment de leurs règles. Un peu ? Beaucoup ? Énormément… Imaginez alors que cette douleur constante que vous connaissez quelques jours par mois soit décuplée, voire multipliée par cent, ou mille, ou plus encore, et qu'elle s'installe dans votre vie, pour être endurée chaque jour qui passe. Imaginez que la fatigue ressentie s'intensifie et ne vous lâche plus d'une semelle. Imaginez qu'on vous plante un million de petites aiguilles dans l'utérus ou les ovaires, ou bien qu'on vous déchire le bas-ventre. Imaginez qu'à cela s'ajoutent des pics de douleur, un peu comme les contractions de l'accouchement, tellement aigus que vous pourriez en vomir, ou même vous évanouir de douleur. Imaginez que ça ne se produise plus tous les vingt-huit jours, mais trois cent soixante-cinq jours par an ou presque…

Quant à vous, messieurs (et mesdames les bienheureuses), petits chanceux qui passez à côté de tous ces bonheurs, pensez à la pire gastro que vous ayez eue dans votre vie, ou à des douleurs d'infection urinaire, de pyélonéphrite, de colique néphrétique… Imaginez que vous subissiez ces douleurs et cette fatigue à n'importe quel moment de votre vie, tous les jours, sans quasi aucune interruption… Vous pouvez aussi écouter *Douze fois par an*, de Jeanne Cherhal[1], qui vous donnera un aperçu assez clair de cette période.

---

1. Cette chanson a été écrite en pensant aux femmes en général, et en particulier à celle qui « se tord de douleur / se mord les doigts dans son lit / étouffant ses cris / elle a mal ».

Et maintenant, *ladies and gentlemen*, essayez d'imaginer votre vie avec ces douleurs si intenses et si répétitives que vous êtes obligés de prendre des antidouleurs de plus en plus puissants et de plus en plus fréquemment, de vous rendre aux urgences ou d'appeler SOS Médecins pour avoir une injection de dérivé de morphine afin de rendre la douleur plus tolérable pour quelques heures… Pas de la supprimer, juste de la rendre tolérable. Imaginez ce que cela peut être de vivre ainsi chaque minute de votre vie. De sentir une douleur plus vive encore pendant les règles, pire lors de l'ovulation, pire en allant uriner ou à la selle, et même pire au moment si intime des relations sexuelles. Au point que vous finissiez par avoir peur de ces gestes complètement naturels.

Auriez-vous la force de continuer à travailler ? La plupart d'entre nous le font.

Auriez-vous la force de vous occuper de votre maison, de faire vos courses, d'assurer une vie de couple, de famille, d'être un bon parent, alors que parfois vous n'arrivez même plus à tenir debout tant la douleur est violente ? La plupart d'entre nous le font.

Auriez-vous la force de supporter l'inquiétude permanente de vos proches, ou de dire encore et encore à votre enfant : « Non, je ne peux pas faire ça avec toi, je suis trop fatiguée », et de l'entendre vous répondre : « Mais t'es tout le temps fatiguée ! » ? La plupart d'entre nous le font.

Auriez-vous la force de subir des examens médicaux à répétition et souvent très douloureux sans jamais savoir ce qui vous attend, sans comprendre pourquoi vous souffrez autant, sans même savoir si ça va s'arrêter un jour ? La plupart d'entre nous le font.

Auriez-vous la force d'affronter certains médecins suspicieux auxquels vous devez démontrer que vous souffrez dans votre corps et non dans votre tête ? Et, pis, que vous n'êtes pas une feignasse qui réclame un énième arrêt maladie ? La plupart d'entre nous le font.

Auriez-vous la force de supporter une litanie de traitements qui vous détraquent, vous mettent sous ménopause artificielle alors que vous n'avez pas trente ans, vous fragilisent, vous fatiguent, vous énervent encore plus sans aucune garantie de résultat ni aucune amélioration au final ? La plupart d'entre nous le font.

Auriez-vous la force de sourire ? D'afficher un visage serein ? De taire votre souffrance ? De ne jamais vous plaindre ? De voir vos amis, votre mari, votre famille peut-être, vous tourner le dos ? Auriez-vous la force de vivre malgré tout ?... En plus de cette longue liste, comme une cerise amère sur un gâteau déjà indigeste, après tous les traitements plus lourds les uns que les autres, toutes les opérations, auriez-vous la force d'entendre que probablement vous ne pourrez pas avoir d'enfant ? Auriez-vous alors la force de vous lancer dans le dédale de l'aide médicale à la procréation (appelée AMP ou PMA) ? De l'adoption ? Auriez-vous la force de subir une ablation de l'utérus, des ovaires, des trompes, parce que plus rien ne fonctionne alors que vous n'avez jamais eu d'enfant et que vous n'avez même pas atteint la trentaine ? La plupart d'entre nous le font.

Auriez-vous la force de laisser dire qu'une endométriose, ce n'est pas si grave que ça et qu'il faudrait peut-être vous écouter un peu moins ?

Si la plupart d'entre nous font tout cela, c'est parce que nous n'avons pas le choix. Nos vies sont devenues cette longue liste d'horreurs. Une succession de douleurs, de mauvaises nouvelles, d'échecs de traitements, d'humiliations, d'espoirs déçus… Pourtant, chacune de nous encaisse, pleure, puis se relève, en espérant que demain ça ira mieux.

Certaines, épuisées, décident aussi de mettre fin à cette vie étrange parce qu'elles ne supportent plus la douleur, l'abandon, la suspicion, qu'elles se savent incomprises et n'ont plus la force de lutter…

Finalement, souffrir d'endométriose, c'est aussi devoir faire le choix de se battre ou de se résigner. Moi, j'ai choisi de me battre, chaque jour, en m'accordant de temps en temps une pause pour laisser s'évacuer la colère et le désespoir. Et, ensuite, me relancer dans le combat. Et je crois que je suis loin d'être la seule…

Retraçons concrètement le parcours typique d'une femme souffrant d'endométriose. Appelons-la Lilli, si vous le voulez bien…

Un beau jour naît Lilli, toute fraîche dans sa jolie rose. Son enfance se déroule tranquillement, sans que rien de particulier se passe. Elle entend parler des « problèmes » de femmes ; avec un peu de chance, elle apprend et comprend qu'un jour elle aura ses règles et que ce ne sera pas une partie de plaisir, mais rien de bien grave non plus. À l'adolescence, Lilli est comme toutes ses copines, elle guette ce fameux moment où elle va enfin découvrir un peu de rouge au fond de sa culotte, et ainsi pouvoir annoncer fièrement que désormais elle est une femme. Certaines de ses amies sont déjà « réglées » et ça semble une expérience incroyable… Elle traîne dans les rayons « hygiène féminine » en se demandant quelle marque elle choisira, sans savoir que d'ici à quelques années ce n'est pas le packaging le plus girly qui la guidera dans son choix d'une serviette hygiénique, mais bien les capacités d'absorption et la douceur de celle-ci.

Et puis nous y voilà, le grand jour est enfin arrivé : Lilli a ses règles. Elle hésite entre soulagement, fierté et appréhension, parce qu'elle comprend bien que quelque chose se joue, là, dans ses toilettes, par ces quelques gouttes rouges, et que plus jamais sa vie ne sera la même… Elle est une femme, maintenant. Les premiers temps ne se passent pas si mal. Les cycles se mettent en place. « Quand même, ça fait un peu mal, maman, d'avoir ses règles. – Oui, ma fille, c'est vrai… » Le temps passe. « Quand même, maman, ça fait vraiment mal d'avoir ses règles. – Oui, ma fille, c'est vrai… Mais le médecin te l'a bien dit, l'autre jour : c'est normal, Lilli, c'est comme ça… »

Mais un jour Lilli a trop mal, vraiment trop mal. Tellement mal qu'elle vomit et s'évanouit en plein cours au lycée. L'infirmière scolaire la récupère, appelle ses parents. Le médecin ne s'inquiète pas plus que ça. C'est normal, fréquent même, une jeune fille qui tourne de l'œil à cause de ses règles. On va lui donner un antidouleur plus fort, et puis elle va commencer à prendre la pilule, ça aide bien. Lilli est heureuse : prendre la pilule, c'est bien la preuve qu'elle est grande. Et puis ça va contribuer à soigner son acné, et peut-être aussi à avoir un peu plus de poitrine.

Les années passent. Lilli jongle entre les antidouleurs, les pilules, les serviettes hygiéniques ou les tampons grand format, et puis les aller-retour aux urgences aussi, parce que vraiment, vraiment, ça fait mal, les règles.

Un jour, Lilli rencontre celui qui deviendra sa première fois… Elle ne savait pas que faire l'amour, ça voulait aussi dire avoir mal. Même après, quand c'est fini... même au bout de plusieurs fois.

Les années passent encore. Lilli a beau expliquer, insister, changer de médecin, de gynécologue... personne ne comprend qu'elle a vraiment mal, à part peut-être ses parents, sa sœur ou sa meilleure amie. La réponse est toujours la même : c'est nor-mal. Il faut prendre un peu sur vous, mademoiselle !

Et puis un jour, à la faveur d'une nouvelle crise, elle rencontre un nouveau médecin qui va lui dire enfin : « Non, ce n'est pas normal, ce n'est pas dans votre tête. Alors on va chercher, et on va trouver. » Lilli a vingt-trois ans et, pour la première fois depuis dix ans, quelqu'un l'entend, comprend et veut trouver une solution.

La première opération a lieu, le verdict tombe : « Vous avez une endométriose. Mais rassurez-vous, ce n'est pas très grave. Avec un peu de chance, vous n'en entendrez plus parler... »

Il faut croire que Lilli n'a pas de chance, parce qu'elle va encore en entendre parler. Dans les mois qui vont suivre, la douleur va réapparaître, plus forte, plus présente : dans le dos, dans le ventre, dans les jambes, et même plus haut vers l'estomac ou sous les épaules... Elle aura mal aussi en dehors de ses règles et elle sera de plus en plus fatiguée. Malgré les injections qu'elle reçoit tous les mois, et qui lui font prendre de plus en plus de poids, Lilli devra être réopérée à plusieurs reprises. Elle commence à être un peu trop souvent absente de son travail ; alors son patron lui annonce un beau matin qu'il l'apprécie beaucoup, qu'elle est très compétente et efficace, mais qu'il ne peut plus continuer comme ça. Elle est renvoyée... Comme elle est effectivement douée dans son travail, elle décrochera rapidement un autre emploi, sauf qu'elle ne tiendra pas les trois mois d'essai sans être arrêtée. Elle souffre tant – parfois elle n'arrive même pas à se lever, tellement les douleurs la plient en deux –, comment aller travailler ? Rester assise ou debout à marcher toute une journée alors que, même couchée et sous dérivé morphinique, elle a si mal ? Alors elle va voir son médecin, qui la connaît bien et lui fait un arrêt maladie. Un de plus. Un de trop pour son employeur.

Pendant ce temps, elle se débat dans son couple avec un homme qui peut-être ne comprend pas et se lasse de cette femme toujours fatiguée, tout le temps shootée par ses médicaments, qui ne veut jamais sortir, qui n'a jamais envie de faire l'amour ou, quand elle le fait, se plaint ensuite d'avoir mal. Une femme qui ne pourra peut-être pas lui donner d'enfants ; qui, à cause des traitements hormonaux, grossit ou maigrit, et peut s'énerver ou pleurer là où hier elle aurait simplement levé les yeux au ciel ou même ri ; et qui consomme beaucoup de médicaments, et de plus en plus forts…

Ses amis se détachent de cette femme qui ne sort plus, annule au dernier moment ou, quand elle vient, semble éteinte, fatiguée, absente… Elle se débat avec les médecins qui ne la croient pas toujours, avec les administrations qui ne veulent pas entendre que l'endométriose est une pathologie lourde et invalidante, et qui lui répondent invariablement que sa prise en charge est rejetée. Elles la laissent se débrouiller seule pour son quotidien, avec tous les problèmes financiers qu'entraînent les arrêts maladie à répétition. Comment vivre tranquillement quand on touche la moitié de son salaire ? Et quand il n'y a plus de salaire parce que plus d'emploi ? Pôle Emploi suit, et puis, un jour, plus rien ou presque… Sauf la maladie et les frais qu'elle engendre. Lilli se débat aussi avec elle-même pour lutter chaque jour contre le désespoir d'une maladie que la médecine ne sait pas guérir et que certains spécialistes appellent à juste titre « le cancer dont on ne meurt pas »...

Avoir une endométriose en 2015 en France, cela signifie devoir prouver en permanence et à tous qu'on est effectivement malade : aux médecins qui nous suivent, aux administrations qui valident ou non nos dossiers, à nos amis, à notre famille, à notre conjoint aussi parfois... Et à soi-même. Parce que, même une fois le diagnostic posé, même quand on sait qu'on a cette maladie, qu'elle est incurable, donc qu'on l'a pour toute notre vie, on finit souvent par douter. Quand un soignant nous affirme, résultats en main, que non, vraiment, il ne voit rien d'anormal sur ces clichés, ou quand le spécialiste ultra-renommé nous annonce droit dans les yeux que, si l'on a une endométriose, elle n'est probablement que superficielle, ça finit par devenir difficile de se faire confiance. Et il faudra toute la patience et tout le savoir-faire d'un autre spécialiste pour comprendre que non seulement on n'était pas folle, mais qu'en plus on est une sacrée *warrior*.

Chaque cycle détruit un peu plus notre corps, ce qui nous inscrit dans une perpétuelle course contre la montre pour limiter la propagation des cellules d'endométriose, pour préserver notre fertilité, pour éviter une énième opération...

Actuellement, rien n'est mis en place pour nous aider dans cette voie-là. Il n'existe aucun parcours de soin défini, aucune prise en charge, aucune aide sociale. La femme qui souffre d'endométriose doit construire elle-même chaque étape de son chemin vers la rémission, au gré du hasard, des rencontres bien souvent : gynécologue, gastro-entérologue, urologue, mais aussi soutien psychologique, ostéopathe, homéopathe, sophrologue, sexologue... Tous doivent avoir une connaissance approfondie de l'endométriose et savoir travailler main dans la main, faute de quoi la prise en charge sera inadaptée et donc inutile, voire néfaste. Et cette spécialisation n'est pas enseignée lors des cursus universitaires, ou très peu. De même, les recherches ne sont pas financées et aucun appel à projet national au sujet de l'endométriose n'a jamais été lancé, du moins à ma connaissance. Pas de traitement, peu d'enseignements, peu de recherches faute de financement, pas de parcours de santé défini, pas de connaissances suffisantes, pas d'estimation, pas de reconnaissance, pas d'aide.

Comment peut-on imaginer améliorer le sort de malades et vaincre une maladie dans ces conditions ? Pourtant, nous sommes plus d'un million et demi de femmes en France, 180 millions dans le monde, plus d'une femme sur dix en Europe...

Pendant ce temps, la femme malade s'épuise physiquement et mentalement. « J'ai l'impression d'avoir quatre-vingts ans depuis dix ans alors que, sur ma carte d'identité, j'ai trente ans », dit souvent Alice. Comment fait-on pour endurer tout cela, en sachant de plus qu'aucun traitement n'existe et que cette maladie est en soi pour toujours ? C'est étrange, mais je n'en ai aucune idée. En me replongeant dans mes souvenirs, et ils sont fort nombreux, je suis toujours frappée par la même question : comment ai-je tenu ? Qu'est-ce qui a fait que je me relevais après chaque coup dur, après chaque mauvaise nouvelle supplémentaire ? Évidemment, le soutien sans faille de mes proches a été central et a constitué le fondement même de cette victoire. Sans eux, je ne sais pas ce que je serais devenue, je ne sais pas où je serais aujourd'hui. Chacun de mes pas était leur pas, chacune de mes chutes était leur combat. Ils ont su m'accompagner concrètement et intelligemment, tour à tour séchant mes larmes ou me secouant pour que je redémarre. J'ai été maintenue dans une sorte de cocon où tout était fait pour me faciliter la vie, pour que je puisse tout entière me vouer à cette lutte sans merci contre ma maladie. Je ne compte pas ceux – famille ou amis – qui m'ont tourné le dos, et j'avoue ne pas leur avoir couru après. S'ils ne voulaient pas comprendre, malgré mes explications, ni même simplement voir, je n'avais ni énergie ni temps à perdre pour eux. Mes forces vitales étaient concentrées sur l'essentiel : tenir, et puis mon fils, mon mari, mes parents et ma sœur et sa petite famille, et les quelques amis toujours présents. Ceux qui sont restés, ceux qui m'ont accompagnée sur ce chemin bien escarpé, ceux-là valent de l'or et, aujourd'hui, je leur dis merci du fond du cœur.

Toutes les endogirls, hélas, n'ont pas ma chance. Beaucoup sont seules. Leurs parents ne les croient pas, leurs amis encore moins et leurs conjoints à peine, ou plus. Elles n'ont plus de travail à cause de leurs arrêts maladie, donc plus de collègues ni de dérivatif. Elles se retrouvent démunies face à un combat bien lourd. Alors, seules, elles doivent affronter le quotidien fait de douleurs, de fatigue et de désespoir. Mais, seules aussi, elles doivent se nourrir, se loger, se soigner. Et les soins, elles en ont beaucoup ! Rendez-vous médicaux, traitements, hospitalisations, examens... Si en plus elles ont enfin trouvé le vrai gentil médecin en dehors du parcours hospitalier, alors elles devront faire face à de nombreux dépassements d'honoraires. Dès lors, elles n'ont pas la possibilité d'accéder à tout ce qui les aiderait tellement, mais qui n'est pas pris en charge par la sécurité sociale : ostéopathie, réflexologie, homéopathie, naturopathie, acupuncture, psychologie, cure thermale, alimentation saine et variée… Une bonne mutuelle peut être utile, mais là aussi avec un coût non négligeable. Et que dire des médicaments déremboursés ? Souvenons-nous qu'un des traitements les plus communément prescrits, à tort ou à raison, est la pilule contraceptive, très peu remboursée alors qu'elle n'est pas donnée, surtout quand il s'agit de pilule particulière.

Sans soutien, les malades doivent aussi parfois prendre des décisions compliquées et qui peuvent avoir de lourdes conséquences, comme une opération – puis-je me permettre une opération et l'arrêt maladie qui suit, financièrement ? –, un traitement dont je parlais plus tôt, ou même juste entendre, comprendre et digérer ce que leur a dit le médecin aujourd'hui. Comment peut-on gérer ça seule ? Je remercie le ciel de ne pas avoir eu à le savoir. Je voudrais dire toute l'estime que j'ai pour ces femmes et leur adresser à travers ces lignes un peu d'amitié et d'affection. Courage, mesdames, encore et toujours. Ce livre existe aussi pour vous sortir de cette situation. Gardez espoir !

L'espoir… ce si beau sentiment. Il y a peu, Lola, vingt-sept ans, me confiait : « Ma mère a eu un cancer du sein très invasif. Elle s'est battue longtemps et avec acharnement, mais au final, cette semaine, le médecin lui a annoncé qu'elle était guérie. Guérie. Pas en rémission ; non, ça, c'est fini. Elle est guérie. Moi, au mieux, je peux espérer une rémission, et pour le moment je n'en vois pas le quart de la moitié du début… » Sa pensée m'a frappée par sa justesse. Car, enfin, il faut appeler un chat un chat (surtout quand notre interlocuteur s'obstine à y voir un canari) : l'endométriose est une maladie incurable. Pas mortelle, du moins pas directement, mais dont on ne guérit pas – définition même du mot « incurable ».

En général, sur internet, les sites de santé présentent cette maladie comme étant « bénigne ». Certes, en termes médicaux, cet adjectif veut simplement exprimer le contraire de « malin », en référence au cancer, mais la définition générale de ce mot dans notre bon vieux Larousse reste celle-ci : « Qualifie une maladie qui évolue de façon simple et sans conséquence grave vers la guérison. » S'il y a bien une chose qu'on ne peut pas dire de l'endométriose, c'est précisément qu'elle évolue de façon simple et sans conséquence grave vers la guérison ! À moins de considérer que des organes si abîmés qu'ils doivent être enlevés, l'infertilité, une poche à matière fécale ou urinaire, la ménopause définitive avant l'âge de trente-cinq ans, soient effectivement bénins… Il est vrai que nous hurlons toujours quand ce mot est prononcé pour qualifier l'endométriose. Mais mettez-vous à notre place : c'est un peu compréhensible, non ?

C'est une des raisons, avec l'isolement dont je parlais, qui me pousse à dire et répéter combien le soutien psychologique est essentiel dans nos vies. Il ne faut surtout pas le sous-estimer, parce que c'est un allié précieux ! Et même pour celles qui sont entourées de beaucoup d'amour et de compréhension. Certaines voient le soutien psy comme une faiblesse. Moi, au contraire, je le vois comme une arme supplémentaire. Pouvoir parler de tout ce qu'on vit quotidiennement avec un professionnel est salutaire. Cela permet de déposer un peu de son fardeau et de repartir plus léger. Celles qui sont seules trouveront l'oreille qui leur manque et l'aide à la décision la plus neutre qui soit. Celles qui sont déjà entourées trouveront un endroit où elles ont le droit d'être fragiles. Toutes pourront ainsi déverser leur colère, leur chagrin, leur désespoir et leurs angoisses sans avoir peur de choquer, d'être jugées ou de peiner leur interlocuteur.

Apprendre une infertilité, l'échec d'un traitement, une opération importante, une énième rechute, une hystérectomie, ce n'est pas quelque chose d'anodin. On ne l'encaisse pas en claquant des doigts. Les spécialistes répondent aux questions et les associations de patientes font un gros travail d'information et d'accompagnement. Discuter *via* les réseaux sociaux avec d'autres personnes atteintes de la même maladie est aussi une aide précieuse, c'est indéniable. Mais ça ne remplace pas un travail avec un professionnel. Lui (ou elle !) seul pourra nous aider à trouver le chemin qui est le nôtre, à identifier nos forces, nos atouts, et à choisir quelles tactiques mettre en place. Son écoute est neutre, bien-pensante et bienveillante. Il (ou elle) est là pour nous aider à résoudre un problème. Évidemment qu'un psy ne nous guérira pas, ce serait trop beau ! Mais il nous aidera à mieux vivre, et ce n'est pas du luxe ! D'autant qu'une multitude d'approches existent désormais : la thérapie classique et l'analyse sont les plus connues, mais il y a aussi le comportementalisme, le psychosensoriel, et pourquoi pas l'art-thérapie ou la sophrologie ? L'essentiel étant que la patiente trouve la méthode qui sera efficace pour elle et l'aidera à avancer (notez que les psychiatres sont pris en charge par la sécurité sociale !).

La dernière fois que j'ai conseillé à une amie de consulter, je me suis pris une volée de bois vert que je peux réduire au cliché : « Je ne suis pas folle ! » Je sais bien qu'à cause des phrases du type : « C'est dans ta tête que ça se passe ! », nous avons toute une réaction épidermique quand nous subodorons que notre interlocuteur glisse tranquillement vers ce genre d'allusion. Mais il y a une différence évidente entre : « Ça se passe dans ta tête », et : « Ta tête est le premier acteur de ta vie. » En aidant ta tête à faire le tri, tu t'aideras à faire les bons choix. Non, en effet, tu n'es pas folle. Mais l'endométriose pourrait bien réussir là où d'autres ont échoué : alors, balaie-moi cette idée reçue et trouve-toi un bon thérapeute !

D'autant que les idées reçues, ça nous connaît ! Il y en a tellement qui circulent sur nous et sur l'endométriose, autant des autres à notre sujet que de nous-mêmes au sujet de notre maladie et des spécialistes. Petit florilège :

L'endométriose n'est qu'un problème d'infertilité – ce n'est rien.

La grossesse soigne et même guérit l'endométriose.

Elle ne concerne que les femmes en âge de procréer.

Tu te caches derrière ta maladie.

Tu es bien chochotte.

Tu n'as pas envie de moi, donc tu ne m'aimes pas.

Il n'existe aucun espoir puisqu'il n'existe aucun traitement.

Tous les médecins sont mauvais.

Je respire, je résiste très fort à l'envie de hurler, et je démonte ces idées reçues les unes après les autres :

Endométriose et infertilité : si vous avez bien lu mon introduction, vous aurez compris que l'infertilité n'est qu'une conséquence de l'endométriose, et que les problèmes générés par cette maladie sont nettement plus nombreux et complexes. C'est une erreur aussi fréquente que lassante.

Endométriose et grossesse : j'en reparlerai plus largement un peu plus tard, mais en substance on peut déjà retenir que, malheureusement, la grossesse ne guérit pas l'endométriose. Les cas de rechute peu de temps après l'accouchement existent, de même que l'apparition des symptômes pour la première fois après l'accouchement (parfois à distance).

Âge des endogirls : s'il est vrai que les problèmes commencent avec la puberté, hélas, ils ne s'arrêtent pas à la ménopause…

Tu te caches derrière ta maladie : pour avoir une excuse, franchement, on n'avait pas besoin d'inventer tout ça ! J'ai la migraine, je peux pas, j'ai piscine… Les prétextes ne manquent pas et Bénabar en a même fait toute une chanson pour ceux qui ne sauraient pas quoi inventer !

Tu es bien chochotte : comme vous êtes des lecteurs attentifs, vous aurez compris en lisant le début de ce chapitre qu'en l'occurrence nous sommes tout sauf chochottes.

Tu n'as pas envie de moi, donc tu ne m'aimes pas : les rapports sexuels peuvent être douloureux, et même extrêmement douloureux. La zone qui nous fait le plus souffrir est précisément celle qui est sollicitée lors des ébats amoureux. Et l'on souffre déjà tellement qu'on n'a pas forcément envie d'en rajouter une couche. Le dialogue est essentiel dans un couple, et il peut aider à trouver le bon compromis qui satisfera tout le monde. Et, là encore, avoir recours à une aide extérieure comme un sexologue peut parfois désamorcer une situation très conflictuelle.

Il n'existe aucun espoir : étrangement, si, il existe ! D'abord, parce que le monde de l'endométriose est en pleine mutation et que la recherche avance enfin, que les spécialistes affinent de plus en plus leurs techniques opératoires, que la médecine et la PMA font des progrès considérables, comme dans le cas récent de grossesse consécutive à une greffe d'utérus. Ensuite, parce que parfois l'endométriose s'arrête aussi mystérieusement qu'elle a commencé. Enfin, parce que tout ce travail que nous faisons autour de la connaissance et de la reconnaissance de l'endométriose n'est pas vain. La fameuse « génération stop » est en marche, et il n'existe aucune autre option que le succès !

Tous les médecins sont mauvais/s'en moquent/me mentent (rayer la mention inutile) : je crois sincèrement qu'après avoir rencontré le cent vingt-troisième soignant qui classe notre dossier d'un définitif : « Vous n'avez rien, prenez du Spasfon, ça ira mieux ! », nous sommes toutes passées par cette phase de lassitude et de désaveu. Pourtant, les vrais gentils médecins existent. Et même, ils ne sont pas rares ! Ceux-là vous écouteront, vous ausculteront avec respect et douceur, mettront tout en œuvre pour vous soulager rapidement, et n'hésiteront pas à travailler en équipe pluridisciplinaire parce qu'ils connaissent leurs limites. Non, ce n'est pas un rêve, c'est vrai. Il faut juste les trouver… Les associations peuvent vous y aider. Le bouche-à-oreille aussi. Mais vous ne devez jamais baisser les bras ni perdre de temps avec ceux qui ne vous entendent pas. Parce que, une fois que vous aurez trouvé celui qui correspond à vos attentes – et celles-ci peuvent largement différer d'une patiente à l'autre –, vous verrez comme tout est plus simple et moins angoissant. Quand on fait confiance à son médecin, qu'on sait qu'on peut lui parler, le recontacter, qu'il sera présent et attentif, alors on a un allié précieux, et le combat est plus léger à défaut d'être plus facile.

Vous l'aurez compris, l'endométriose est aussi complexe à saisir dans son mécanisme qu'à vivre au quotidien. Elle est sournoise et sans limites. Même pour les femmes dites « asymptomatiques », celles qui ne souffrent pas au quotidien. Pour elles, en général, le couperet tombe au moment où elles essaient d'avoir un enfant. Après de longues années sans avoir eu le moindre indice sur la maladie qu'elles hébergent dans leur corps – ou bien des indices si minces qu'ils ont été balayés d'un « C'est normal » –, soudain quelque chose cloche suffisamment pour que le corps médical se penche sur la question et découvre alors le pot aux roses : la maladie était silencieuse, mais pas inoffensive.

5

Le désir de parentalité

Avoir un enfant. Qu'y a-t-il de plus naturel que l'envie d'avoir un enfant, de plus instinctif, de plus normal aussi ? Même si chacun(e) est libre de le vouloir ou non sans qu'on puisse le (la) juger, la très grande majorité des couples – hétéro ou homo – éprouvent un jour cette envie viscérale : donner la vie. Pour certains, le temps d'un soupir sera suffisant. Pour d'autres, il faudra être patients, peut-être trouver d'autres voies et parfois, malheureusement, renoncer, malgré les avancées incontestables de la science en matière d'aide médicale à la procréation (AMP).

L'endométriose est la première cause d'infertilité chez la femme. Les spécialistes français estiment que de 25 à 50 % des femmes qui consultent pour un problème d'infertilité ont une endométriose. Et, inversement, chez les patientes suivies pour une endométriose – lourde ou légère –, environ 30 % rencontreront des difficultés pour débuter une grossesse. Endométriose et infertilité féminine sont donc étroitement liées. C'est bien pour cela que la première idée qui nous vient à l'esprit quand on entend parler de cette maladie, c'est qu'il s'agit essentiellement d'un problème de « stérilité », comme on dit.

Et si, comme je l'expliquais en introduction, son champ d'intervention sur le corps de la femme est bien plus vaste, il n'en reste pas moins que l'infertilité est un (gros) problème et probablement la conséquence la plus connue de l'endométriose.

C'est d'ailleurs un des sujets les plus abordés dans notre groupe de soutien, un des plus polémiques aussi. Car, chaque fois qu'une endogirl vient annoncer sa grossesse, il y a de la joie et de la tristesse. Joie de voir qu'on peut y arriver, que le rêve de la chanceuse se réalise, mais tristesse parce que cela renvoie immanquablement à ses propres échecs, à ses espoirs déçus et à sa longue attente… Du coup, il y a une sorte de sentiment de culpabilité à « réussir » à tomber enceinte qui incite certaines à s'effacer pour ne pas réveiller les blessures des autres. Combien de fois, dans notre communauté d'endogirls, avons-nous vu exploser des amitiés que nous croyions solides à cause de ce facteur chance ? Non pas par jalousie, mais par désespoir, par malheur pur. Soudain le bonheur de l'autre, ce bonheur qui nous est refusé, devient insoutenable et toute la colère que provoque notre situation se redirige vers l'innocente amie qui est juste enceinte. Oui, mais voilà, précisément : elle est enceinte, et pas moi.

C'est tellement dur à vivre au quotidien de ne pas y arriver ou d'avoir à y renoncer ! Avez-vous remarqué comme la société actuelle tourne autour de la maternité et de la parentalité ? En tête, les publicités qu'on nous assène en permanence où les enfants et les parents, parfaits ou ingrats (lesquels sont les pires pour celui qui n'est pas parent, je me le demande…), sont omniprésents. Lessive, voiture, nourriture, mobilier, mode, beauté : nos chères têtes blondes sont partout. Et que dire des magnifiques spots de produits pour bébés qui viennent appâter le client à grand renfort de berceuses cristallines, de lumières douces, d'images poudrées de femmes allaitantes comblées ? Ajoutons à cela les vidéos buzz qui inondent le web de rires d'enfants, les blogueuses BD qui croquent leur maternité et dont les copines partagent innocemment les dessins sur les réseaux sociaux. Sans oublier l'épidémie de grossesses assumées chez les stars et starlettes (même chez les hommes, désormais !) qu'on nous perfuse à coups d'images de paparazzi, d'Instagram ou de unes de magazines : celle qui est enceinte, celui qui accompagne sa femme pendant l'accouchement (vous êtes très beau et très amusant, monsieur, mais, s'il vous plaît, lâchez votre smartphone et allez lui masser le dos !), ou telles autres qui semblent adopter en un claquement de doigts.

Et je te sors un livre, je me raconte, je surmédiatise le tout pour servir ma carrière et montrer au monde que certes je suis une star, mais que je suis un parent parfait avant tout. C'est tellement omniprésent que ça en devient exaspérant : ça donnerait envie de bouffer le dernier prospectus pour « le mois du bébé » envoyé en triple exemplaire ou de jeter son PC par la fenêtre après la dernière vague de spams spécial maternité reçue parce qu'on est dans l'âge « cible de marché »…

Dorénavant, chaque fois que je vois sur un site de news que Jennifer Aniston est enceinte, j'éprouve tendresse et compassion pour elle. D'abord parce que je me dis que, si jamais la pauvre actrice essaie depuis des années d'avoir un enfant sans succès, ce doit être terriblement cruel et destructeur de voir la presse mondiale supputer et d'avoir à répondre aux questions du genre : « Alors, c'est pour quand ? » Mais aussi parce que ça paraît vraiment anormal, aux yeux de cette société, qu'elle puisse ne pas avoir d'enfant. Par choix ou de fait, elle n'est pas mère, et personne ne semble envisager que ça puisse être normal, aussi. Parce que, en 2015, une femme normale qui approche de la trentaine se doit de devenir mère. Ou d'essayer. Mais pas que ! Une femme accomplie, dans l'inconscient collectif, c'est maintenant une femme qui a un travail prenant, un(e) conjoint(e), une sexualité épanouie, des amis à profusion, le cheveu soyeux, le gras inexistant ou le kilo en trop assumé, la peau lumineuse, une vie sociale active et joyeuse, et donc, dernier accessoire indispensable, presque plus que les Louboutin ou le Vuitton, un enfant. Et si c'est plusieurs, c'est encore mieux, parce que la famille nombreuse est désormais tendance. Honnie soit celle qui n'a pas le package complet, même si c'est malgré elle.

Alors, évidemment, être endogirl, au milieu de tout cela, devient compliqué... Le travail, la sexualité, la peau, les cheveux, les kilos, la vie sociale et la maternité, c'est à peu près tout ce que l'endométriose abîme. Il y a certaines choses qu'on peut maintenir ou retrouver si l'on travaille sur soi ou qu'on ne lâche rien, mais il y en a d'autres sur lesquelles on n'a pas prise. C'est précisément le cas de la grossesse : si mon corps ne marche pas, eh bien, il ne marche pas et je n'y pourrai rien ! Voilà une case dans laquelle on n'entrera pas ; et si, par bonheur, on arrive à s'en débrouiller en n'y pensant pas, la société entière vient nous le rappeler chaque jour. Et ça aussi, c'est dur.

Parmi ces femmes à la fertilité fragile, il y a celles dont on sait déjà qu'elles ont une endométriose et dont le couple sera donc normalement pris en charge assez vite par les services d'AMP[1] – je dis bien « normalement » parce que,

1. Aide médicale à la procréation, aussi appelée PMA (procréation médicalement assistée), destinée à aider les couples infertiles à obtenir une grossesse.

là encore, quelques-uns ne seront pas entendus et devront trouver eux-mêmes les informations et les spécialistes qui les prendront en charge. Et puis il y a celles qui font partie des malades dites « asymptomatiques ». Elles n'ont pas de douleurs, pas de problèmes particuliers dans la vie de tous les jours ; pourtant, au moment de se lancer dans l'aventure de la maternité, rien ne se passe. Dans un premier temps, elles en parlent à leur généraliste ou à leur gynécologue, qui leur répondent que ce n'est pas anormal de devoir attendre un peu avant qu'une grossesse débute, leur font faire une courbe de température, leur donnent quelques conseils de base pour favoriser la fécondation, et leur demandent de revenir dans un an et demi ou deux ans. Sauf que, même sans souffrir, cette femme a une endométriose. Et que l'endométriose ronge ses organes reproducteurs un peu plus à chaque cycle et l'éloigne donc inexorablement de son but. Deux ans plus tard, ou un peu avant si le couple perd patience, le gynécologue consentira à les orienter vers un collègue spécialiste de l'infertilité, qui découvrira plus ou moins rapidement ce dont souffre Madame. Mais les dégâts seront déjà importants, et sa fertilité remise en question.

Malheureusement et paradoxalement, certaines de ces femmes sans douleur ne deviendront jamais mères, alors que d'autres endogirls souffrant beaucoup le deviendront sans rencontrer de problèmes particuliers. Là encore, on voit bien que l'endométriose est une maladie étrange et compliquée. Le degré de souffrance n'est pas un indice de sévérité. Certaines patientes souffrent terriblement, mais leur corps ne s'abîme pas trop ; d'autres ne souffrent pas, mais sont totalement démolies de l'intérieur ; d'autres encore souffrent et ont de grosses lésions. Cela est dû à la localisation des foyers d'endométriose : un seul foyer placé sur un endroit sensible du corps fera plus souffrir que dix éparpillés loin de toute zone délicate. Mais ces dix-là peuvent entraîner des dégâts considérables et irrémédiables. Sans oublier qu'une patiente multi-opérée a un risque supplémentaire de développer une insuffisance ovarienne. Chaque nettoyage des ovaires enlève un peu de la réserve de follicules qu'ils contiennent. Plus on nettoie, moins la femme est fertile.

Commence alors le parcours d'AMP. Un texte de loi impose que le couple vive ensemble depuis déjà deux ans – preuve à l'appui – avant de pouvoir bénéficier de cette aide. Ce qui, je ne peux m'empêcher de le souligner, relève déjà d'une profonde injustice puisque les couples qui n'ont pas de problèmes peuvent faire ce qu'ils veulent sans rendre de comptes à personne. Mais, surtout, un couple plus récent n'est pas nécessairement plus fragile ! D'ailleurs, si l'on se fonde sur les statistiques, un couple ayant été sans enfant longtemps avant l'arrivée du premier bébé serait plus enclin à la séparation qu'un couple tout nouveau, qui n'a pas encore eu le temps de prendre des habitudes et donc de voir sa vie bouleversée. Bref.

La première étape du parcours est donc le rendez-vous avec le ou la spécialiste qui, à la suite d'un questionnaire précis et d'un examen médical de Madame, pourra déjà cerner un peu le problème. L'étape suivante est celle des examens, sans sexisme puisque Monsieur et Madame y auront droit : bilan hormonal complet, analyse de sang, des trompes, de la glaire cervicale[1], des spermatozoïdes, antécédents...

---

1. Substance visqueuse qu'on trouve dans le col de l'utérus et qui protège l'utérus des germes extérieurs. À certains moments du cycle, elle aide

Tout sera passé au crible pour déterminer où se situe le problème et tenter ensuite de le contourner. Commence alors la période de surveillance : peu avant le moment tant attendu de l'ovulation et pendant une dizaine de jours, Madame ira chaque jour, ou un jour sur deux, faire une prise de sang[1] et une échographie pelvienne[2] pour que l'équipe médicale comprenne comment son corps agit, et voie s'il fonctionne bien. Cette surveillance durera le temps de quelques cycles. Après quoi, soit une grossesse aura démarré (oui, ça arrive aussi !), soit l'équipe médicale sera en mesure de décider quelle technique[3] sera la plus adaptée entre la simple stimulation, l'insémination artificielle, les différentes techniques de fécondation *in vitro* (FIV) et le don de gamètes. De manière générale, les couples dont la femme souffre d'endométriose seront plutôt dirigés vers une FIV.

Il faut cependant savoir que ces techniques d'aide à la procréation s'accompagnent d'injection d'hormones pour la femme et que ces hormones vont aller réveiller et titiller l'endométriose, qui se fera alors une joie de flamber. Si vous posez la question à un spécialiste, il y a de fortes chances qu'il vous dise que c'est faux. Mais si vous la posez à une endogirl, elle vous répondra quasi à coup sûr que c'est vrai. Encore une fois, la théorie et la pratique ne sont pas identiques. C'est pour cela qu'il est important que la patiente soit à l'écoute

---

aussi les spermatozoïdes à remonter le col de l'utérus pour favoriser la fécondation.

1. Permettant le dosage des hormones.

2. La sonde de l'échographe (protégée par un préservatif) est insérée dans le vagin de la femme afin d'aller voir au plus près les ovaires, et, notamment, de compter et mesurer les follicules qui sont en cours de maturation.

3. Les différentes techniques sont évoquées en annexes, p. 192-193.

de son corps, connaisse et comprenne ses réactions, et puisse ensuite en parler facilement avec son spécialiste. Lequel doit garder à l'esprit que sa patiente est la mieux placée pour dire ce qu'elle ressent et donc lui apporter des informations essentielles pour la suite de la prise en charge. C'est l'une des raisons qui nous poussent à répéter à chacune des malades qui suivent le travail de notre mouvement que le binôme patient-médecin est essentiel sur le chemin de la rémission comme sur celui de l'AMP, et qu'elle doit impérativement trouver celui qui lui conviendra, à elle et elle seule (et à son mari dans le cas de l'AMP).

Malheureusement, donc, l'endogirl vit souvent assez mal ces moments. D'abord dans son corps, parce que l'échographie « interne » peut être très désagréable. La sonde, comme le pénis lors des rapports sexuels, pénètre un endroit déjà douloureux et vient appuyer sur les foyers principaux, réveillant immanquablement les douleurs. Ensuite parce que le rythme de ces suivis est dense et fatigant (il faut arriver à caser les rendez-vous en plus de son travail, en général tôt le matin, puis repartir travailler, parfois en ayant fait de longs détours, parfois en ayant reçu de mauvaises nouvelles), et que pour nous, qui souffrons déjà à la base d'une fatigue chronique, tenir un tel rythme n'est pas chose aisée. Enfin parce que, comme je viens de le dire, les hormones réveillent l'endométriose et peuvent provoquer des poussées parfois importantes. Alors il nous faut prendre des antidouleurs, forts ou très forts. Comment un corps qui souffre tant et qui est si fatigué peut-il être dans le même temps prêt à accueillir un embryon, à mener une grossesse à terme ?

En plus de tout ça – et c'est malheureusement valable pour tous les couples, avec ou sans endométriose –, le parcours de l'AMP est une montagne russe pas franchement amusante. Un jour, on arrive plein d'espoirs; le lendemain, ils s'envolent. Chaque mot prononcé par l'équipe médicale sera décortiqué pour y déceler un indice sur sa sérénité face à notre cas; chaque résultat sera analysé pour essayer de faire des pronostics. On vit dans une attente et un stress permanents : il faut attendre tel moment du cycle pour commencer, avoir tous les résultats à temps – et ils doivent être bons. Alors débutent les injections d'hormones (tous les jours à la même heure) : on gonfle, on a mal au ventre, on est fatiguée. On passe une écho qui montre que les follicules grossissent bien, puis le surlendemain qu'ils n'ont pas bougé d'un iota, puis qu'ils se développent trop... Le staff médical nous dit : « Pas de rapport sexuel jusqu'à tel jour », puis : « Ce soir, vous devez avoir un rapport entre telle heure et telle heure. » On ne parle plus de faire l'amour parce qu'on en a envie, mais d'avoir un rapport mécanique parce qu'il le faut. On attend le coup de fil de la sage-femme pour savoir quoi faire le lendemain ou le soir même. Et, pendant tout ce temps, on attend le déclenchement plus impatiemment encore que d'autres ont attendu le Messie ! Quand il arrive, on attend le résultat de la ponction. Puis on attend de savoir combien d'ovocytes ont été prélevés. Puis s'il y a des embryons et s'ils ont tenu... Que d'attentes, d'espoirs, de soupirs et d'angoisses... Le temps s'étire et l'on a la sensation d'avoir vécu dix ans de protocole au lieu de trois ou quatre mois.

Parfois pour le meilleur. Commence alors une grossesse et, même si elle est tout ce dont nous rêvions, elle est aussi source d'inquiétude. Parce que ce n'est pas une fin en soi. Le but ultime, c'est d'avoir un enfant, et pour cela il faut que la grossesse aille jusqu'à son terme... Le couple ne soufflera donc que lorsqu'il tiendra son tout-petit dans ses bras et qu'il le verra grandir.

Parfois pour rien, hélas. Il faut alors encaisser, digérer l'échec et décider si l'on recommence. Certains couples enchaînent les tentatives, d'autres laissent passer du temps entre chacune. Il n'y a pas de règle, pas de meilleure décision, si ce n'est celle qui correspond le mieux aux deux personnes. Car – et ce n'est pas une légende urbaine – ce parcours d'AMP, s'il est une chance incroyable pour les couples infertiles, est aussi un broyeur terrible : il faut que l'amour soit solide pour qu'il n'explose pas. Parler ensemble de ce qu'on décide, à chaque étape, respecter l'autre, ses attentes, ses limites et ses besoins, est essentiel. Dans l'engouement, dans l'angoisse et la tristesse, on a tôt fait de se replier sur soi et d'oublier que l'autre vit les mêmes épreuves, mais à sa manière. Mars et Vénus sont plus que jamais d'actualité dans ces situations.

Vous l'aurez compris, le parcours médical standard vers la grossesse est long, sinueux et compliqué. En moyenne, les chances de grossesse après une insémination artificielle sont de 12 %, et après une FIV de 24 %, alors qu'un couple fertile et âgé d'environ vingt-cinq ans (l'âge est un facteur de réussite très important) aura 25 % de chances de débuter une grossesse de manière naturelle[1]. Ce n'est pas très élevé, mais tous les couples qui prennent cette voie veulent y croire. Et ils ont raison de le faire, parce que c'est une des clés du succès.

---

1. Chiffres issus du *Guide de l'assistance médicale à la procréation*, édité par l'Agence de la biomédecine, 2011, p. 15, également disponible ici : http://www.procreationmedicale.fr/dl/2011/11/Guide_AMP.pdf.

Pour nous qui souffrons d'endométriose, c'est une difficulté supplémentaire, une raison de plus de culpabiliser, car si notre conjoint ne peut pas accéder à son rêve de paternité, c'est encore et toujours à cause de notre maladie. Et imposer cela, souvent en plus de tout le reste, à la personne aimée est parfois très difficile à assumer, même quand elle sait trouver les mots pour nous rassurer. Je voudrais d'ailleurs ici en profiter pour dire à ceux qui partagent nos drôles de vies pas drôles du tout combien nous les remercions, combien nous les aimons et combien ils nous sont précieux. Votre compréhension, votre soutien, votre présence et votre amour sont les choses qui nous aident le plus à avancer et nous permettent, malgré tout, d'être heureuses, épanouies et bien dans notre peau (la plupart du temps : on reste quand même des femmes !)...

Je voudrais aussi aborder ici une question qui me semble importante. Une des premières choses qu'on nous explique et qu'on comprend au sujet de l'endométriose est qu'elle provoque des problèmes de fertilité. On sait aussi que les opérations à répétition, par exemple de kystes aux ovaires, entament notre réserve ovarienne. Personnellement, mais je ne suis pas la seule, j'ai même vécu de longues et difficiles années en étant persuadée que j'étais stérile. Le pseudo-spécialiste qui me suivait à l'époque a répondu à ma question – tout en ouvrant la porte de son cabinet pour me faire sortir – en m'assenant d'un ton méprisant : « Que voulez-vous que je vous dise ? Un de vos ovaires est foutu et l'autre, on ne sait même pas s'il peut fonctionner !... » J'avais vingt-deux ans et mon monde s'est écroulé. Il m'a fallu beaucoup de temps, et un gros travail avec un psychiatre comportementaliste, avant d'accepter l'idée qu'un homme pourrait malgré tout être heureux avec moi.

D'autres ont entendu, alors qu'elles avaient à peine dix-neuf ans et qu'elles étaient loin d'être dans une situation appropriée, que, si elles voulaient avoir un enfant, il ne fallait pas tarder. D'autres encore ont eu droit à : « Faites un enfant, ça ira bien mieux après ! », ou à : « Si vous vouliez bien faire un enfant maintenant, ce serait quand même plus simple… » Au-delà du caractère scandaleusement déplacé de ce genre de déclarations – dois-je rappeler qu'un enfant ne se fait pas pour aller mieux, mais quand on se sent prêt à devenir parent ? –, cela montre combien la fertilité est vite remise en question quand une femme souffre d'endométriose ovarienne ou d'adénomyose.

Il y a une urgence, une nécessité à ne pas tarder. Pourtant, au moment où l'on entre dans le cercle de l'AMP, il n'existe aucune prise en charge adaptée à nos cas particuliers et nous devons attendre comme les autres couples – qui, eux, ne courent pas contre la montre – que les résultats arrivent, qu'une place se libère, qu'un rendez-vous avec un spécialiste soit possible. C'est un paradoxe total ! Nous savons tous que chaque cycle rend la tâche plus difficile encore, mais on nous impose d'attendre, sans tenir compte des conséquences, que la machine médicale soit prête. Machine médicale qui est précisément là pour nous permettre de pallier les problèmes liés à notre maladie. Pour résumer : la maladie nous abîme, donc on nous dirige vers l'AMP, mais nous attendons comme tout le monde pour tout ; pendant ce temps, la maladie nous abîme plus encore et complique le travail de l'AMP… Ce n'est logique ni humainement ni économiquement ! Et plutôt que de conseiller à une toute jeune femme de faire un enfant très vite, pourquoi ne pas nous proposer de faire congeler nos ovocytes ?

Voilà deux points que le gouvernement français devrait revoir… Deux parmi tant d'autres, sur lesquels je reviendrai plus loin.

Fort heureusement, n'oublions pas que 70 % des endo-girls ne connaissent pas de problème de fertilité. Ce chiffre est important parce qu'il veut dire que, malgré tout, une grande majorité de femmes souffrant d'une endométriose n'auront pas à arpenter les couloirs des services d'AMP. Et n'oublions pas non plus que, dans les 30 % restants, certaines ne veulent pas d'enfants et nombre de couples verront leur rêve de parentalité s'accomplir. C'est pourquoi il est essentiel de garder espoir et de mettre toutes les chances de son côté pour y parvenir.

6

La grossesse

Le Graal. Ni plus, ni moins. Après avoir tant galéré ou avoir cru si longtemps que ce serait impossible, lorsque le test est finalement positif, l'incrédulité laisse rapidement la place à une incroyable euphorie mâtinée d'une angoisse indicible, parce que ces trois petits mots : « Je suis enceinte », cachent tellement de choses…

La première, évidente, et qui est sans doute commune avec beaucoup de femmes qui ne souffrent pas d'endométriose, c'est qu'il va falloir mener cette grossesse à son terme. Le spectre de la fausse couche plane sur la femme enceinte. Aurons-nous le bonheur de voir cet enfant naître ? C'est la grande question, et les futurs parents n'ont pas fini de se la poser. Si c'est probablement vrai pour la plupart des couples, c'est encore plus vrai quand la grossesse a été difficile à obtenir, car elle semble plus précieuse, plus fragile aussi. Loin de moi l'idée d'insinuer qu'une femme fertile ne sera pas affectée par une fausse couche, car je sais d'expérience que ce n'est pas le cas. Mais reconnaissons qu'il n'y a pas en outre l'inquiétude de savoir qu'il faudra repasser par l'AMP ou par des mois d'attente et d'espoirs déçus.

Quand on met plusieurs années à la voir démarrer, cette fameuse grossesse, cela veut dire qu'on a vécu longtemps au rythme des cycles : ovulation et date prévue du premier jour des règles marquent notre quotidien. Pendant l'ovulation, il faut absolument tout faire pour qu'il puisse y avoir fécondation. On a coutume de dire que ce n'est pas le plus désagréable. Je vous l'accorde. Sauf qu'au moment de l'ovulation l'endogirl a souvent le ventre très douloureux et que, je vous le rappelle, les rapports sexuels sont aussi généralement source de plus ou moins grande souffrance pour nous. Cumuler les deux rend la chose moins amusante. Cela veut aussi dire qu'on va reporter des projets ou attendre pour les planifier, « si jamais j'étais enceinte »…

On va aussi guetter tous les signes les plus infimes et les plus absurdes qui pourraient se révéler de bon augure. La poitrine qui tiraille ? Je suis enceinte ! Une vague nausée, une envie soudaine de frites au vinaigre ? Je suis enceinte ! Sauf que non : je ne suis pas enceinte. Inlassablement, le ventre devient douloureux et le rouge réapparaît. Le groupe Brigitte a fait une chanson très forte et belle sur le sujet de l'infertilité[1], qui prend aux tripes (surtout quand on le vit). Pour une endogirl, c'est d'autant plus difficile de voir la fausse couche arriver. Cette maternité est un fragile espoir d'aboutir à notre désir le plus cher, et il va falloir attendre neuf mois pour que cesse le suspense.

La deuxième chose cachée, c'est qu'avoir une endométriose implique souvent de suivre des traitements antidouleur de fond qui sont incompatibles avec une grossesse. Comme on ne veut prendre aucun risque pour le bébé, il va falloir les arrêter. Ce qui pose deux problèmes :

1. Où l'on entend notamment : « Passe vingt-huit jours, les doigts croisés, j'attends mon tour/Puis sur mes dessous, le sang revient, comme toujours. » *Je veux un enfant*, Brigitte.

Vais-je supporter les douleurs si je n'ai plus mon traitement ?

Certains médicaments entraînent un effet d'accoutumance, et les arrêter provoque des troubles. Il faut les arrêter doucement, de manière progressive. Est-ce que ce sera nocif pour mon bébé ?

Ces douleurs dont je vous parle tout le temps sont d'ailleurs la cause d'un autre souci. Comme elles ressemblent assez à celles des contractions, à chaque fois que la femme en ressentira une, ça lui rappellera immanquablement les douleurs de sa maladie. Et, psychologiquement, c'est très dur. Un peu comme si l'on avait atteint un quota de douleur à ne pas dépasser ou si notre corps refusait d'encaisser des douleurs pendant cette période rêvée. Pourtant, la grossesse d'une endogirl n'est pas forcément le moment idyllique qu'on pourrait croire. Car le corps de la femme a subi de nombreux dégâts, et il en reste des séquelles internes. Adhérences[1], cicatrices, parfois de nouveaux kystes : notre intérieur est bien abîmé et un utérus qui gonfle, vient prendre de la place et appuyer ou tirer dessus, ce n'est pas toujours très agréable. Alors il se peut que la femme connaisse de nouveaux types de douleurs, indirectement liées à l'endométriose. Elle va devoir apprendre à les gérer, à distinguer entre les douleurs de contractions, qui sont nécessaires pour l'expulsion du bébé, et les douleurs gratuites et inutiles de sa maladie. La colère qu'on peut ressentir face à une crise d'endométriose n'a pas sa place ici et doit être évacuée pour vivre plus sereinement sa grossesse.

1. Deux tissus internes scellés ensemble alors qu'ils ne devraient pas l'être.

La troisième source d'inquiétude est que, au bout de ces neuf mois, un bébé va naître et que je vais devenir mère. Cela peut paraître étrange, mais parfois on est tellement prise dans la course à la grossesse, si obnubilée et focalisée sur la volonté de réussir ce protocole de PMA en cours, qu'on finit par en oublier que le but n'est pas la grossesse en elle-même, mais bien d'avoir un enfant. Lorsque la véritable maternité commence enfin, on peut vite être désemparée et inquiète. Serai-je une bonne mère alors que je suis si malade ? Et si cette grossesse ne m'apportait pas la rémission promise, comment ferais-je pour élever mon enfant ? Suis-je sûre de le vouloir, d'ailleurs, cet enfant ? Aurais-je confondu la volonté d'être normale, comme tout le monde, de pouvoir enfanter si je veux, avec la vraie volonté de maternité ? Si incroyable que cela puisse paraître, à ce moment-là, certaines femmes envisagent réellement l'avortement parce qu'elles sont terrorisées. D'autant plus que le rouleau compresseur du parcours AMP est passé par là et que le couple, lorsque l'enfant paraît, est parfois au bord de la rupture… Si jamais il me quitte, comment ferai-je pour assumer un enfant, financièrement et physiquement, alors que je ne retrouve pas de travail à cause de ma maladie et que je suis parfois si affaiblie par elle ?

Enfin, une grande question se pose : et si c'était une fille ? Si je lui transmettais la maladie ? Il y a un risque d'hérédité, comme le montrent certaines études : pas systématique, mais présent quand même. Et s'il y a bien une chose qui nous terrorise plus que tout encore, c'est que l'être qu'on chérit tant puisse vivre le même cauchemar que nous. Évidemment, nous serions vigilantes et nous saurions comment réagir si tel était le cas. Mais on ne peut pas se résoudre à l'idée qu'en leur donnant la vie on transmet aussi à nos filles ce qui la leur pourrira !

Impossible de ne pas revenir sur les idées reçues, encore elles, qui entourent ce moment. Car elles ont la peau dure. En tête de liste, la grossesse NE ne guérit PAS l'endométriose. Certes, la plupart des endogirls ont droit à un joli bonus de rémission, de calme après cet événement, mais pas à une guérison. Malheureusement, il y a des cas où la rechute intervient peu de temps après l'accouchement. Ce qui donne une raison supplémentaire d'angoisser : cette saleté sera-t-elle de retour tout de suite après ? À combien de répit aurai-je droit ?

Autre idée reçue : la grossesse d'une endogirl peut être considérée comme celle d'une femme lambda. Pourquoi non ? Parce qu'elle est vraiment différente, tout simplement. Pour les raisons déjà citées – séquelles internes et douleurs –, mais aussi parce qu'à la fatigue chronique s'ajoute celle de la grossesse. Quand on sait que, lors des trois premiers mois, la grande majorité des femmes hibernent littéralement, imaginez ce que ça peut donner quand cette fatigue s'ajoute à une autre immense fatigue déjà là ! Sans oublier que les traitements hormonaux nous ont fait grossir ou maigrir, et donc qu'il va falloir gérer ce problème en plus du reste. Ne pas trop prendre de kilos, ou au contraire réussir à en prendre, encore un challenge supplémentaire !

Évoquons enfin le cas de l'adénomyose. Cette forme interne d'endométriose attaque directement la paroi utérine, rendant souvent l'utérus plus sensible et plus douloureux. Au-delà du risque de fausse couche, c'est encore une autre raison de souffrir et de s'inquiéter.

En fait, tout se résume de façon simple : le corps de la femme qui a une endométriose n'est pas un corps « normal », donc la grossesse qui s'y développe ne peut pas l'être non plus.

Face à tous ces tourments, je ne peux que conseiller deux choses à l'endogirl enceinte : s'armer de patience et faire le bon choix pour son suivi de grossesse. Sa gynécologue ou la sage-femme qui vont la suivre doivent connaître cette problématique pour mieux l'accompagner. Elles devront la rassurer, l'apaiser, la rebooster aussi et lui donner les clés pour vivre le mieux possible ce moment si beau. En ce qui me concerne, nous avons fait le choix de l'haptonomie prénatale[1]. C'est une technique probablement plus fondée sur une approche psychologique, et vous savez maintenant combien le respect de cet aspect-là de nos vies est important. Ainsi, nous avons été suivis seuls, mon mari et moi, avec une sage-femme entièrement dévouée à notre cas. Elle m'a appris à me détendre, à comprendre que les douleurs ne sont pas inutiles, à différencier ce que je vivais des moments où j'étais malade. Elle m'a aussi permis de vivre plus pleinement ma grossesse, pourtant pas simple, et de créer un lien incroyable avec mon fils. Lien qui a aussi été très fort entre mon mari et notre enfant. Avec le recul, je suis heureuse d'avoir pris le temps de cette option, parce que je sais que ma grossesse a été rendue

1. Technique de préparation à l'accouchement fondée sur le toucher, visant à permettre une relation plus complète et instinctive entre les parents et le fœtus. Elle est pratiquée par une sage-femme et peut même être remboursée par la sécurité sociale si elle remplace la préparation classique à l'accouchement. Elle peut aussi se prolonger après la naissance, jusqu'aux premiers pas de l'enfant. Elle devient alors postnatale et poursuit d'autres buts. Plus de détails sur http://www.haptonomie.org/fr.

plus belle et plus douce. Mais il y a d'autres approches possibles : chant prénatal, sophrologie, yoga… Les techniques se multiplient et il serait bien étonnant qu'en fouillant on ne trouve pas celle qui nous ira. Si ce doit être la seule grossesse qu'on vit, alors profitons-en au maximum ! Tout passe si vite qu'il ne faut pas avoir de regrets après.

Une autre solution peut être d'avoir une marraine de grossesse. C'est de plus en plus courant et, dans nos cas complexes, c'est une bonne solution pour ne pas être perdue… sans pour autant harceler notre gynéco. Une marraine de grossesse est une femme qui a plus ou moins les mêmes problèmes que vous, et qui pourra donc vous aider pendant cette période : en se fondant sur son vécu, comme une grande sœur, elle se fera tour à tour oreille attentive, conseillère, rassurante. Grâce aux réseaux sociaux, elle sera en outre probablement bien plus facilement joignable qu'un professionnel de santé. Attention, il ne s'agit pas de remplacer celui-ci – car un suivi médical sérieux est impératif, et seuls un gynéco ou une sage-femme sont en mesure de l'assurer. Mais seulement d'avoir un petit plus. Comme autrefois les anciennes accompagnaient les novices, ou comme dans d'autres civilisations les *doulas*[1] aident les futures mamans. Quel dommage que cette très appréciable pratique ne soit pas plus généralisée en France !

---

1. « Une doula est une femme qui accompagne, soutient, informe le couple, la femme au moment d'une naissance. […] (Elle) propose un service marchand à la femme enceinte et à son entourage. […] (Elle) n'a pas de fonction médicale et n'a pas d'existence officielle de par l'absence de formation reconnue. » (Source : Wikipédia.)

Que tout cela ne vous empêche pas, amie endogirl, de vivre pleinement et joyeusement votre grossesse ! Ne perdez pas de vue que c'est un de vos désirs les plus chers qui est en train de se réaliser, et qu'à la clé le plus beau des cadeaux vous attend. Profitez-en bien, sans pourrir ce si joli moment d'inquiétude ou de culpabilité de réussir là où d'autres, votre meilleure amie peut-être, échouent. Éloignez-vous même de tout ce qui tourne autour de l'endométriose. Ces moments sont rares, précieux, furtifs. Saisissez-en l'essence, et vivez tout à fond. D'ailleurs, vous découvrirez avec surprise que l'accouchement peut parfois se révéler plus simple qu'on ne l'imaginait. Il faut dire qu'on l'aura répété suffisamment à chaque crise de douleurs d'endométriose !

Du fond du cœur, je souhaite à tous ceux qui lisent ces lignes et qui sont encore dans le parcours vers la grossesse de pouvoir faire l'expérience de tout cela.

7

Quand l'enfant arrive

Étonnamment – ou non, au vu des chiffres annoncés plus haut –, beaucoup d'endogirls réussiront finalement à devenir mères. Après un parcours en AMP ou une grossesse naturelle, les résultats sont plutôt encourageants, et il ne faut surtout pas les perdre de vue lorsqu'on est dans l'attente. Même lorsqu'elle s'éternise. Même lorsque ce n'est pas après une grossesse, mais après le long parcours de l'adoption. Long et injuste. Encore.

Ainsi donc, d'une façon ou d'une autre, un jour l'enfant paraît, offrant d'un seul coup la plus belle victoire sur l'endométriose qu'on puisse avoir, et l'accès à ce rêve absolu de parentalité qui a souvent attendu longtemps avant de se réaliser. Étrangement, là encore, tout n'est pas rose. D'abord parce que, comme on l'a vu tout à l'heure, il faut alors franchir le pas entre la vie rêvée et la vie réelle : la parentalité fantasmée n'est pas la parentalité vécue, quotidienne. Un nourrisson reste un nourrisson, avec ses besoins, ses impératifs, et toutes les contraintes que cela engendre – car, Dieu merci, il ne sait pas, lui, qu'il a été si désiré, si attendu, si peu probable même. Lui, il est en vie, et sa vie est normale. Alors il pleure comme un enfant normal, il se réveille la nuit comme un enfant normal, et il est malade comme un enfant normal. Il est normal. Et les parents redeviennent eux aussi normaux : ils sont fatigués, perplexes, parfois à bout de nerfs ; en un mot, ils apprennent à être parents de la même manière que tous les nouveaux parents du monde. Sauf qu'eux l'ont tellement voulu, attendu, espéré, qu'ils ne s'autorisent pas à être défaillants (pourtant, apprendre, c'est faire des erreurs…), et encore moins à être en colère contre leur enfant. Parfois, ils sont même un peu déçus parce qu'ils ne pensaient pas que ce serait si dur d'être parents, mais surtout ils imaginaient que forcément leur enfant serait parfait. En fait, il l'est. Mais il est humain, et surtout il est enfant ; il a donc besoin de limites et de repères, et il les cherche – normalement. Finalement, tout ce qui est compliqué pour un parent en temps normal l'est encore plus lorsque l'enfant a mis du temps à arriver, parce que le couple est si heureux, si reconnaissant presque, qu'il peut avoir du mal à assumer la partie la moins sympathique du rôle de parents : l'autorité. Et, ainsi, il se complique un peu plus la vie.

Si tout n'est pas rose, c'est aussi pour une raison simple : ce n'est pas parce que l'enfant est là que la maman va mieux physiquement. Car, je le répète, la grossesse ne guérit pas l'endométriose. Et s'il n'y a pas eu grossesse, il y a encore moins de chances que la femme aille mieux. Sauf, effectivement, dans le cas où la femme a dû subir une hystérectomie et/ou une ovariectomie[1] : là, on espère quand même que la rémission sera bonne, mais on sait désormais que ce n'est pas miraculeux non plus. Alors elle va devoir apprendre à être mère et malade. Et ce n'est pas rien. Cela veut dire qu'elle va devoir contourner les choses qu'elle ne peut pas faire avec son enfant pour trouver celles qu'elle peut faire : impossible de faire du vélo, de se promener ou de jouer au foot quand

1. Voir chapitre 3.

on tient à peine debout. Mais parfois aussi impossible de jouer à un jeu de société qui demande de rester assise à une table, ou de s'accroupir pour jouer par terre avec son tout-petit. Certains jours, c'est bien compliqué de porter son bébé, ou de lui tenir la main pour qu'il apprenne à marcher. Mais l'enfant, lui, ne le sait pas… et, quoi qu'il en soit, il a besoin d'être porté ou tenu par la main.

Alors la maman va se découvrir une force incroyable et sans limites : celle de faire tout ça quand même. Ou presque. Elle puisera dans ses maigres ressources, elle se fatiguera encore plus, mais, bon sang, elle sera une maman, une vraie. C'est là que le papa a un rôle essentiel à jouer : apprendre à épauler plus encore sa femme, mais aussi à savoir l'arrêter avant qu'elle ne s'épuise. Du coup, pour lui non plus ce n'est pas idéal. Mais croyez-moi, malgré tout, on peut être heureux. Il faut juste trouver le bon rythme, celui qui va à tout le monde. Et puis, petit à petit, au fur et à mesure qu'il grandit, et c'est ça qui est magique, l'enfant va comprendre les limites de sa maman, et les intégrer comme étant sa norme à lui. Il ne demandera à jouer au foot qu'à papa, il marchera plus souvent sans se plaindre, il viendra avec ses petits livres dans le lit de maman quand elle devra rester couchée et il courra doucement pour qu'elle puisse suivre…

Mon fils, du haut de ses quatre ans, quand il me voyait soudain attaquée par des douleurs violentes, allait me chercher doudous, couverture et verre d'eau. Il disait même à la personne présente qu'il me fallait ma bouillotte… Il a appris à me protéger, à veiller sur moi. Et si je regrette qu'il ait eu à grandir plus vite qu'un autre, je me dis aussi qu'il a gagné ça en humanité pour plus tard… Le plus dur restera l'inquiétude que ma santé a générée en lui, la peur qu'il a eue quand j'ai dû être opérée, et toutes ces fois où je ne pouvais pas faire quelque chose dont il avait vraiment envie et que toutes les autres mères faisaient si naturellement… Aucun enfant ne devrait vivre ça. Et pourtant j'ai la chance infinie d'avoir une famille très présente et « soutenante », dont un mari incroyable, efficace, toujours soucieux de mon bien-être. Le pauvre a assumé bien des choses seul et sans jamais se plaindre. Tous les trois, nous avons vécu un cauchemar dont nous sommes ressortis plus forts et plus soudés.

Mais ce n'est pas le cas de toutes les endogirls. Certaines ont un mari qui ne comprend pas, qui ne voit pas, et des proches démissionnaires. Alors elles doivent tout assumer seules, et je n'ose imaginer comme ce doit être dur tant physiquement que moralement. C'est aussi pour elles que je me bats pour la reconnaissance de la maladie, afin qu'elles puissent faire comprendre à leur entourage ce que le mien et celui de tant d'autres ont compris : avoir une endométriose, c'est difficile ; alors, si l'on peut avoir un peu d'aide et de soutien, c'est mieux. Je veux dire : vraiment mieux.

Ce qui m'amène tout naturellement à la dernière circonstance qui fait que, lorsque l'enfant arrive, tout n'est pas toujours rose : quand la femme devient mère célibataire. Il y a plusieurs raisons possibles : le couple n'a pas tenu face à l'AMP, sauf que le bébé était déjà en route ; finalement, le père trouve trop dur d'être parent et mari d'une malade ; ou, tout simplement, le couple explose parce que tous les repères de tant d'années à deux sont perdus… Quelle que soit la raison, et même si le père assume totalement son rôle, l'endogirl se retrouve concrètement seule dans son quotidien pour veiller sur son enfant. On connaît bien les difficultés des mères célibataires : soucis financiers, solitude face à l'éducation de l'enfant, complications pour refaire sa vie… On connaît aussi désormais les difficultés de l'endogirl, qui sont assez similaires, avec en plus nécessité de soins, fatigue chronique, lourdeur des traitements et problèmes pour garder un travail malgré les arrêts maladie répétés. Si l'on cumule les deux, on voit tout de suite à quoi ça peut aboutir : un risque de précarité accru, une solitude immense, et en bonus l'inquiétude de qui prendra l'enfant en charge pendant les hospitalisations, surtout si le père est défaillant – ce qui arrive, ne nous leurrons pas, trop fréquemment. Si vous connaissez l'une de ces femmes, tendez-lui la main. Elle en a bien besoin.

Malgré tout, même si notre rôle de mère – et celui de père pour nos maris – est rendu plus compliqué par ces conditions difficiles, c'est aussi l'une des choses qui nous donnent le plus de courage face à ce combat quotidien. Précisément parce que le sourire de notre enfant nous insuffle la plus grande des forces, et que si l'on tient, c'est aussi, surtout, pour lui.

8

Et après ?

Car oui, il y a bien un « après ». Heureusement. Un jour, sans qu'on sache très bien ni comment ni pourquoi, à la ménopause ou parce qu'un traitement ou une opération fonctionne mieux que les autres, la rémission s'installe. Pas forcément aussi efficace ou complète qu'on le voudrait, mais quand même, un jour l'endométriose se calme. Enfin, notre corps et notre cerveau peuvent souffler. On range les médicaments, les sautes d'humeur et les douleurs, et on essaie de commencer à vivre. Sauf que le mot est « rémission », et non « guérison ». Restent un doute, une éventualité, un potentiel. Et ce doute ne nous lâchera pas. Chaque nouvelle journée qui se termine est une journée gagnée. Chaque nouveau jour qui débute est un risque. Avec le temps, on y pense moins, mais on n'oublie pas. Et nous devons apprendre à vivre avec.

Mais, étrangement, il nous faut aussi apprendre à vivre sans. J'entends par là : sans la maladie. Ça peut paraître fou, c'est sûr, mais lorsqu'on a vécu la plus grande partie de sa vie en souffrant et en étant malade, il peut être très inquiétant de ne plus l'être. Sans ma maladie, qui suis-je ? Sans la bride qu'elle maintenait à mon cou, que pourrai-je faire ? Car, pour nous qui sommes depuis si longtemps habituées à faire attention, à nous ménager en permanence, soudain plus rien ne nous retient. Qu'allons-nous faire de cette liberté ? Toutes ces choses que l'endométriose nous rendait impossibles, toutes les fois où l'on a dit : « Si je pouvais, je ferais... », tous ces rêves faits depuis notre lit : « Quand j'irai mieux, je ferai... »

Maintenant, potentiellement, on peut tout faire. Alors, où placer la barre ? Où fixer les limites à ne pas franchir ? Soudain, il faut faire face à soi-même, et découvrir qui l'on est réellement... Pendant toutes ces années, on a construit notre vie quand même, on a un métier, un compagnon ou une compagne, des enfants peut-être, des amis. Sauf que, peut-être, nos choix ont été guidés par la maladie et non par nos attentes réelles et profondes. Comment le savoir ? Comment savoir ce qui mérite d'être bouleversé et ce qui mérite d'être préservé ? Au-delà, si d'un seul coup je me révèle être une autre personne, notre couple pourra-t-il survivre ?

Nous sommes nombreuses à voir avec inquiétude ce nouveau chemin s'ouvrir devant nous, et à sentir soudain bouillonner cette vie retenue en nous lorsque s'installe l'espoir de vivre normalement. Et le sentiment de colère des batailles perdues, de gâchis des années sacrifiées, est alors très vif. Tout à coup, on prend l'ampleur des dégâts en plein visage, en plein cœur plutôt, et ce peut être dangereux, parce que plus fort que tout. On veut vivre tout ce qu'on n'a pas pu vivre avant. Tout est une fête, une fierté, presque un besoin vital et urgent. Je peux courir avec mon enfant, je peux faire du vélo, je peux rester assise longtemps et me relever sans souffrir, je peux faire l'amour, je peux danser, je peux faire du shopping, je peux... Je peux tout. Ou presque. Parce que le quotidien contient toujours ses limites. Il ne suffit pas de claquer des doigts pour obtenir ce qui nous a été refusé jusque-là.

Celles qui n'ont pas construit de foyer ou de carrière professionnelle vont pouvoir s'y atteler. Et, avec tout le retard accumulé, ce sera forcément plus difficile. Quelle carrière peut-on espérer quand on n'a pu pousser ou finir ses études à cause de la maladie ? Par où dois-je commencer ? Comment m'y prendre ? Ai-je les moyens de faire table rase pour changer de cap ? Mais, si je reste là où je suis, je devrai redoubler d'efforts pour prouver à ma hiérarchie que désormais je suis fiable. Celles qui sont demeurées célibataires vont devoir apprendre à s'ouvrir à l'autre, accepter l'idée qu'elles puissent être aimées et attirantes. Comment rencontre-t-on quelqu'un après être restée cloîtrée chez soi toutes ces années ? Celles qui sont passées par l'hystérectomie vont devoir apprendre à vivre sans plus jamais avoir la possibilité d'être enceintes. Étrangement encore, après avoir attendu pendant des années une grossesse impossible, on éprouve aussi une sorte de soulagement. Enfin je peux penser à autre chose, je ne guette plus les signes, je ne compte plus les jours, et je peux faire des projets, prendre des engagements. Je ne saigne plus, je ne souffre plus. Mais un vide immense s'installe en moi, celui de ce qui ne sera jamais, ou plus jamais. Même si mille fois on referait le même choix, parce que vivre bien est si précieux, ce vide est là. Et vivre avec ne s'improvise pas…

Une autre absence, plus incongrue, se fait sentir : celle des douleurs. Elles rythmaient nos vies jusque-là, et nous connaissions par cœur notre corps et ses réactions. Nous savions précisément ce que nous endurerions si nous restions des heures à table pour un repas de famille, si nous marchions trop longtemps, si nous tentions de danser pendant une soirée entre amis, ou plus simplement si nous mangions telle ou telle chose ou si nous nous retenions d'aller aux toilettes pour telle ou telle raison. Je me rappelle encore si intensément cette sensation de liberté que j'ai éprouvée après mon opération. Notamment au cours d'une randonnée en montagne que j'ai faite avec mon mari, notre fils, mes parents, ma sœur et son compagnon. Je marchais, marchais et marchais encore, je montais des pentes incroyables pour moi, je redescendais en faisant subir le choc des pas à mon ventre avec un bonheur infini. Et je me rappelle combien de fois j'ai eu les larmes aux yeux en disant à ma sœur: «Je la fais, cette rando, je la fais...», et je me souviens de ses yeux aussi embués que les miens. Cette sensation que le monde s'ouvrait à moi était inimaginable. Et je ne pouvais pas m'empêcher d'avoir peur d'avoir mal. Mais non, rien ne s'est passé, si ce n'est que je me suis endormie en un battement de cil une fois arrivée dans la voiture. J'étais tellement peu habituée à faire ce genre de chose que j'en étais épuisée, lessivée.

« Libérée, délivrée », dit la chanson des petites admiratrices de la *Reine des neiges*: c'est ce qu'on est, c'est vrai, comme enfin en vie, mais aussi en état de rééducation permanente. Physique d'abord, parce que notre corps ne nous envoie plus les signaux habituels et qu'on doit réapprendre à le comprendre, à le mouvoir, comme s'il fallait le déverrouiller petit à petit. Ces années de douleurs nous ont appris à ne pas solliciter les zones sensibles: les abdominaux en première ligne. Personnellement, après quatorze ans d'endométriose, je n'en ai plus du tout, à tel point que mon cerveau ne sait même pas à quels nerfs ou organes il doit s'adresser pour que l'ordre soit transmis et effectué. Je me fais l'effet d'une tortue sur le dos, ou d'un de ces sumos en plastique dans son costume gonflable qui ne peut plus se relever une fois à terre.

J'ai recommencé à faire du sport et j'ai vécu une émotion incroyable le jour où la prof m'a réappris à basculer le bassin. Moi qui aimais tant danser, j'avais complètement perdu cette fluidité et je ne m'en étais pas rendu compte. En posant ses mains sur mon ventre et sur le bas de mon dos, ce jour-là, Doritha m'a fait comprendre d'un seul coup tout ce que j'avais fermé, mais en même temps que rien n'était perdu. Depuis, je m'emploie à rouvrir et à regagner le tout. Mais, comme pour chaque femme dans ma situation, c'est long et compliqué. Les dégâts sont nombreux : kilos emmagasinés ou perdus, muscles envolés à force de n'être pas sollicités, endurance évanouie.

Ne nous leurrons pas : quand on a passé autant de temps malade et épuisée, il ne suffit pas de claquer des doigts ou de dire : « Je le veux », pour que tout aille pour le mieux. La fatigue accumulée ne disparaît pas, et les séquelles non plus – celles des organes abîmés, des effets secondaires des médicaments, des opérations... Combien sommes-nous à souffrir d'intolérances alimentaires (lactose et gluten en tête de liste), de syndrome du côlon irritable, de fibromyalgie plus ou moins prononcée, de difficultés avec notre mémoire, d'adhérences qui demeurent douloureuses ? Tout cela existait déjà au temps de l'endométriose, s'ajoutant au poids déjà bien lourd à porter de la maladie active. Mais, une fois la rémission atteinte, ça reste. Et il faut encore et toujours faire avec. Il faut reconstruire son corps : perdre ou prendre du poids, et réparer tout ce que les traitements abîment : peau, cheveux, dents, os...

Sans oublier que, si la femme est naturellement ménopausée alors qu'elle est encore jeune, le suivi doit être important et les méfaits de la ménopause et de la périménopause[1] s'installent...

1. Période qui précède la ménopause et pendant laquelle les troubles connus de la ménopause s'installent peu à peu.

D'autres problèmes attribués à tort à l'endométriose peuvent être révélés, comme des problèmes de dos, de thyroïde, de circulation ou que sais-je encore, imposant à nouveau des investigations et des traitements médicaux. Alors ce n'est pas une vie normale pour autant qui commence, et il faut apprendre, tout en continuant à avoir un suivi médical régulier, à jongler entre ce feu de vivre à fond qui nous consume et ces freins indélébiles dont on ne se doutait pas. C'est presque un moindre mal après tout ce qu'on a vécu, je vous l'accorde ; pourtant, ça reste difficile à supporter.

Et puis on doit aussi apprendre ce qu'est la vie sans le filtre de la maladie. Tant qu'on est souffrante, s'ils sont bons, les êtres proches nous protègent beaucoup pour éviter qu'on se fatigue ou qu'on prenne le risque de déclencher des crises de douleurs. Alors on s'épargne – il faut bien le reconnaître – pas mal de corvées : déménagements, travaux, papiers peints, sacs trop lourds à porter, courses ménagères, ménage peut-être… Et au moment où l'on va mieux, en toute logique, et c'est loin d'être le plus sympathique, tout ça nous revient. Impossible d'y déroger et, candidement, on est presque heureuse d'y participer ! Chouette, on va retapisser la chambre ! Youpi, on va faire un déménagement ! Mais laissez-moi porter le carton lourd, je ne suis plus malade maintenant ! Laissez-moi m'épuiser, je ne suis plus malade ! Laissez-moi faire, je vous dis : JE NE SUIS PLUS MALADE ! Mouais. Plus malade peut-être, mais pas forcément endurante pour autant. Au bout d'une heure, nous voilà effondrée sur le canapé à reprendre un souffle introuvable, les joues rouges et le cœur battant à tout rompre, inquiétant à nouveau les autres parce qu'ils ont peur qu'on ne soit très mal… Non,

non, les gars, rassurez-vous : je découvre juste les affres de ces corvées… Diantre, que c'est fatigant de vivre « normalement » ! Par-delà l'ironie, cette scène révèle un autre des problèmes que la rémission soulève : l'autonomisation.

Quand on a eu la chance d'avoir un entourage compréhensif et aidant, ce changement peut être difficile à vivre pour les deux parties. L'endogirl doit devenir autonome et son entourage doit la laisser devenir autonome. Tous doivent en douceur lâcher du lest et laisser la femme ne plus être une malade qui a besoin d'assistance. Tous doivent apprendre à faire confiance, à oser, à essayer, et accepter qu'il n'y ait plus de risque. Un médecin généraliste qui m'a suivie quelques années avait fait cette comparaison qui prend désormais tout son sens : je suis tombée malade au sortir de l'adolescence, à l'âge où l'on devient adulte, autonome, et où l'on prend ses responsabilités. Ma maladie a empêché cette phase. Lorsque l'endométriose s'est estompée, il a fallu que je reprenne là où je m'étais arrêtée : à vingt et un ans. Sauf que j'en avais trente-cinq, que j'étais en couple et mère de famille. J'avais déjà beaucoup de responsabilités, que j'ai continué à assumer, mais j'ai appris progressivement, et j'apprends encore tous les jours, à en prendre d'autres. Je deviens adulte. Ou presque.

Même si j'avais la sensation que ma rémission allait sans doute bousculer un peu ma vie, je n'étais pas préparée à la violence de ce que j'ai ressenti. C'était comme si soudain on me confiait la boîte de Pandore, comme si tous les possibles s'offraient à moi – sauf que, si je voulais préserver ce qui était beau et précieux dans ma vie, il faudrait que je renonce à l'ouvrir. J'ai aussi appris à détourner les yeux devant les ventres ronds des femmes que je ne connais pas, j'ai hiérarchisé mes priorités, j'ai fait table rase de mon activité professionnelle dans laquelle je n'étais pas heureuse pour m'en créer une nouvelle, j'ai refusé de faire d'autres sacrifices en estimant en avoir fait suffisamment, et j'ai dû combattre bien des démons intérieurs. Je pensais qu'aller mieux serait le bonheur. Et ça l'est, même si depuis quelques mois je sais que l'endométriose est toujours active en moi et que la rémission en laquelle nous croyions n'était qu'un leurre. Mais c'est un bonheur compliqué et qui se gagne petit à petit. Ça, je ne m'y attendais pas. Je sais que je ne suis pas la seule dans ce cas-là.

9

Pourquoi la prise de conscience autour de l'endométriose est-elle non seulement nécessaire, mais aussi urgente ?

À ce stade, vous l'aurez compris, la prise de conscience s'impose prioritairement parce que l'endométriose brise des millions de vies. Même si, à force de courage et de combat quotidien, les endogirls surmontent toutes les difficultés qu'elles rencontrent, les cicatrices n'en restent pas moins nombreuses, comme les renoncements. Et, dans ce long parcours, on aurait bien besoin d'un peu de facilité, de choses qui glissent toutes seules, comme on dit, d'évidences positives et bienfaisantes. Mais, pour que cela soit possible, il est impératif que les mentalités changent autour de cette maladie. C'est une partie de la mission que je me suis fixée en 2011 en lançant le mouvement Lilli H. et pour laquelle mon équipe et moi avons travaillé dur jusqu'en décembre 2015. Changer les mentalités est un travail de fond, qui doit actionner plusieurs leviers en même temps.

Le premier est celui des femmes elles-mêmes : nous devons apprendre à ne plus avoir honte de notre maladie, à ne plus croire qu'elle ne mérite pas qu'on s'y attarde. Les faits parlent d'eux-mêmes et sont éloquents ! La question ne se pose plus : l'endométriose est une maladie lourde, invalidante et incurable. Toute personne qui doit faire face à cette situation, quelle qu'en soit la cause, doit être respectée, entendue, comprise et accompagnée. Mais, pour qu'elle puisse être entendue et comprise, il faut qu'elle parle et explique. C'est notre devoir, notre mission à toutes. En brisant le silence, nous donnons la possibilité aux gens qui nous entourent de comprendre.

Mais, dans le même temps, il faut que ces gens acceptent de nous entendre, et cessent de balayer le sujet d'un revers de main : « C'est normal d'avoir mal quand on a ses règles ! » Au fil de mon parcours d'engagée, je m'aperçois que bon nombre de gens sont prêts. J'ai rencontré il y a quelques semaines une jeune comédienne qui n'était absolument pas concernée et qui m'a pourtant posé mille questions sur l'endométriose. Sa conclusion était limpide : « Si jamais j'ai une copine qui a les symptômes, je pourrai lui parler de cette maladie et lui dire d'aller consulter, elle gagnera du temps. » Elle a tout compris !

Mais changer les mentalités n'est pas suffisant. Il faut des faits concrets et réels. Celui, évident, de la reconnaissance de la maladie au niveau administratif : en reconnaissant l'ampleur de l'impact de la maladie sur la vie des malades, on reconnaît qu'elles ont besoin d'aides sociales. Prise en charge à 100 % par la sécurité sociale, possibilité de toucher une pension d'invalidité, une allocation adulte handicapé, avoir la reconnaissance travailleur handicapé sont autant de compléments auxquels nous devrions avoir accès au même titre que toute personne qui souffre d'une maladie ayant le même type de conséquences. Quand je dis que nous devrions y avoir accès, j'entends de manière systématique et non au cas par cas, selon les régions et les médecins-conseils qui se pencheront sur la question.

Quelque temps avant ma dernière opération, j'étais dans un état physique vraiment déplorable : je ne pouvais plus tenir ma maison, je ne pouvais plus travailler et, certains jours, bien trop nombreux, je ne pouvais même plus m'occuper de mon fils. Cela n'a pas empêché la médecin-conseil que je rencontrais pour savoir si je pourrais rester en arrêt maladie de me répondre : « On n'a jamais vu une endométriose atteindre 66 % d'incapacité. » La violence de cette phrase m'a marquée à jamais. D'abord, je n'étais pas « une endométriose », mais une femme *souffrant* d'endométriose. Surtout, que devais-je vivre pour qu'on considère que j'étais suffisamment invalide pour avoir le droit de rester en arrêt maladie ? C'est la question que je lui ai posée plus tard au téléphone. Elle n'a pas su répondre, mais a accepté de me laisser le temps d'être opérée avant de me couper les vivres. Car c'est bien le nerf de la guerre : comment vivre quand une maladie vous empêche de travailler, et d'autant plus quand le corps médical et les administrations ne reconnaissent pas que vous êtes malade ? Ces aides sociales, au-delà du besoin quasi vital auquel elles répondent, impliquent aussi une reconnaissance morale : elles nous offrent le droit d'être considérées comme malades, d'en avoir le statut. Un peu comme une victime d'agression a besoin que sa plainte soit enregistrée pour être reconnue victime.

Au printemps 2014, une femme nous a entendues et s'est engagée publiquement à nos côtés : Najat Vallaud-Belkacem, alors ministre du Droit des femmes. Nous l'avions rencontrée au lendemain de l'Endomarch, et elle avait immédiatement été touchée par la cause. Elle a enregistré un message vidéo, posté sur son blog[1], dans lequel elle disait tout son soutien aux endogirls et sa volonté de nous aider à mettre la maladie en lumière, suscitant alors un espoir incroyable et palpable dans toute la communauté. Pour la première fois, les associations françaises ont alors travaillé main dans la main pour élaborer d'abord un manifeste contre l'endométriose[2], puis pour lancer une campagne de sensibilisation sur la maladie en étroite collaboration avec le ministère. Hélas pour nous, le second remaniement a vu Mme Vallaud-Belkacem prendre de nouvelles fonctions, et le ministère du Droit des femmes a été réduit à l'état de secrétariat d'État, enterrant nos espoirs en même temps que le dossier. Mais la réaction de Mme Vallaud-Belkacem était sincère et je ne doute pas un instant qu'elle continuera à nous soutenir et à œuvrer pour la reconnaissance de l'endométriose.

Et, puisqu'on parlait d'argent, c'est aussi une raison importante qui motive cette nécessité de prise de conscience. Une femme malade coûte cher à la société. Si l'on se fonde sur l'étude Endocost, l'impact socio-économique s'élèverait à 3 113 euros[3] par an pour la prise en charge médicale d'une patiente atteinte d'endométriose. Il n'existe pas de chiffres précis pour la France, mais on estime qu'une ou deux femmes sur dix souffriraient d'endométriose dans

1. http://www.najat-vallaud-belkacem.com/2014/03/27/decouvrez-les-endogirls-et-lendomarch.

2. https://www.change.org/p/endom%C3%A9triose-ouvrons-les-yeux.

3. Sources : http://endometriosisfoundation.org/research/clinical-studies/endocost/ et http://endometriosisfoundation.org/news/article/werf-endocost-study-shows-loss-of-productivity-is-higher-than-direct-healthcare-costs.

l'Hexagone, soit plus d'un million et demi de malades. Les coûts directs et indirects de cette maladie dans notre pays seraient de 9,5 milliards d'euros par an (en intégrant la perte de productivité). Imaginez les économies que l'État ferait si la recherche trouvait enfin le traitement efficace !

Or la recherche n'est absolument pas financée. Aucun appel d'offres pour financement de l'État n'est lancé en ce domaine, ou alors très rarement, et, pour en avoir parlé directement avec le représentant d'un des plus grands groupes privés d'investisseurs médicaux, ils ne sont tout bonnement pas intéressés par le sujet ! Son premier argument a été : « Vous n'êtes pas assez nombreuses… » Et il a dit cela au micro, devant tout le public, en plein symposium sur la santé de la femme, dont une partie était consacrée à l'endométriose. Comment peut-on considérer que 180 millions d'individus de par le monde ne constituent pas un nombre suffisant ? Simplement parce que les réactions sont trop différentes d'une femme à l'autre, m'explique-t-il. Lorsque je lui ai fait remarquer que, précisément, si la recherche pouvait comprendre ces différences – sous-entendu : « en étant financée » –, il y aurait forcément un lien trouvé et peut-être plusieurs traitements au lieu d'un, donc potentiellement plus d'argent à la clé pour les investisseurs. Il m'a alors confié que le souci principal était que l'endométriose n'était pas connue, que son nom ne disait jamais rien à personne, que du coup elle n'était pas *bankable*, en quelque sorte… Mais, en souriant, il m'a aussi dit : « C'est pour ça que vous, les patientes, avez un rôle capital à jouer. Faites exploser votre maladie aux yeux du monde, et le monde entier s'y intéressera ! » Dans les faits, si l'on regarde l'histoire de la reconnaissance des maladies, il y a toujours eu un énorme travail de la part des malades avant toute chose. Ça tombe bien, c'est ce que nous nous employons à faire : donner à l'endométriose la place qu'elle mérite et transmettre cette volonté à ceux qui nous suivent.

C'est entre autres pour cela qu'il est essentiel que des personnalités connues osent dire haut et fort qu'elles souffrent d'endométriose. D'abord parce que cela aide les malades anonymes à comprendre qu'il n'y a aucune honte à dire de quoi on souffre. Mais aussi parce que cela leur permet de voir qu'on peut avoir une belle carrière et réaliser ses rêves malgré la maladie. Hillary Clinton, Padma Lakshmi, Whoopi Goldberg, Susan Sarandon, Pamela Anderson sont toutes des endogirls. Une blogueuse anglo-saxonne[1] s'est d'ailleurs amusée à répertorier les noms des stars dont l'endométriose est connue, ou fortement suspectée : actrices, sportives, journalistes, femmes d'affaires, top models, politiciennes, grands chefs cuisiniers… Toutes ces femmes sont belles, ont réussi une brillante carrière, une vie sociale, ont eu des histoires d'amour, et certaines sont devenues mères. Elles nous prouvent que nous ne devons pas renoncer à nos rêves à cause de notre maladie.

En France, elles sont peu nombreuses à oser en parler. Sonia Dubois, Raphaëlle Ricci et plus récemment Laëtitia Milot ont brisé le silence malgré l'intime, et la communauté entière leur en est incroyablement reconnaissante. Trois femmes au destin différent, liées par un même combat quotidien. Imany, la chanteuse, a pris position, rappelant que la parole peut et doit être portée par des ambassadrices de talent. D'autres noms circulent, car il est évident que les

1. http://emlwy.blogspot.fr/2013/04/celebrities-with-endometriosis.html.

femmes qui se sentent concernées sont nettement plus nombreuses, qu'elles souffrent elles-mêmes ou non de la maladie : plus d'une femme sur dix, cela vaut hélas aussi chez les personnalités médiatiques. Si seulement celles qui se taisent avaient le courage de parler, de nous rejoindre dans notre combat, cela nous aiderait tellement ! Non seulement à avoir la force de nous battre, l'envie d'y croire, mais aussi parce que le mot, les conséquences et les difficultés liées à la maladie deviennent concrets, sont à chaque fois mis en lumière et entrent petit à petit dans l'inconscient collectif, jusque dans les milieux sociaux qui ont le moins accès à la culture et à l'information. Ainsi, nous gagnons toutes en connaissance et en reconnaissance.

Et puis n'oublions pas Marylin Monroe, actrice divine, lumineuse, fantasme absolu, dont la vie s'est terminée si tragiquement. L'endométriose serait une des raisons de son suicide. Malheureusement, beaucoup d'autres endogirls ont eu la même idée. Certaines sont allées au bout, d'autres non. Marylin nous aide à garder en mémoire que l'endométriose, c'est aussi ça.

Nous avons besoin que les autorités compétentes nous entendent et nous accompagnent ! En plus des financements de la recherche et des aides sociales, le gouvernement doit impérativement nous aider à faire connaître la maladie. Le fameux délai de diagnostic ne pourra être réduit qu'en informant la population de la maladie par le biais de campagnes de sensibilisation et, en même temps, en formant les futurs soignants ! La sensibilisation du public, y compris du jeune public, est essentielle : les jeunes filles doivent comprendre qu'elles ne doivent pas se taire si elles ont mal, les jeunes hommes qu'il leur faut accompagner leur sœur, leur mère ou leurs futures compagnes si elles souffrent, et tous doivent pouvoir connaître les symptômes et les enjeux d'une prise en charge précoce et efficace. Parce qu'il y a un risque élevé que les uns comme les autres croisent la route de l'endo un jour ou l'autre. Plus d'une femme sur dix est touchée, et le nombre de femmes diagnostiquées augmente chaque année : c'est donc une maladie presque incontournable dans une vie. En tout cas pour celui ou celle qui ne ferme pas les yeux. Il existe une campagne de sensibilisation aux problèmes d'érection, certes très dommageables pour un homme et son couple, mais qui ont quand même moins de répercussions que l'endométriose sur la vie quotidienne des personnes qui en souffrent et sur la société en général !

Car l'endométriose est bel et bien un problème sociétal, par le nombre de femmes touchées et par les conséquences sur leur vie. Cette maladie a un impact sur leur confort de vie, leur vie de famille, leurs conditions de travail, leur productivité, et a d'importantes répercussions psychologiques.

Quant aux soignants, eux aussi doivent être aidés pour pouvoir faire face : ils doivent être formés sérieusement et systématiquement à la problématique complexe de l'endométriose. Symptômes, conséquences, gestion de la douleur, ils doivent tout connaître pour pouvoir comprendre leurs patientes, les orienter rapidement vers les spécialistes, soulager efficacement leurs douleurs, les rassurer aussi, et ainsi participer à la réduction du délai de diagnostic[1]. Sans oublier qu'ainsi ils auront aussi plus de respect pour nous toutes, parce que c'est triste à dire, mais ils sont encore trop nom-

1. Voir chapitre 2.

breux à ne pas nous prendre au sérieux. Un professeur m'expliquait qu'il n'hésitait pas à reprendre sévèrement ses étudiants lorsqu'il les entendait dire : « Qu'elle est douillette ! », en sortant de la chambre d'une endogirl hospitalisée. Il était choqué qu'on puisse penser ainsi et le leur faisait savoir sans détour, parce qu'il savait combien c'est faux ! Merci, professeur, ce simple geste nous aide plus que vous ne pouvez l'imaginer. C'est tellement épuisant et destructeur d'avoir à toujours prouver notre bonne foi. Mais les former, c'est aussi leur faciliter la vie à eux-mêmes ! Parce qu'une femme qui ne comprend pas ce qu'elle a, mais qui souffre, va consulter beaucoup plus qu'une femme qui a un diagnostic et une réelle prise en charge. Mieux encore, ils ne perdront pas de temps à chercher ce qu'elle a et comment la soulager, et feront même faire des économies à la sécurité sociale en ne multipliant plus ni les consultations, ni les traitements, ni les examens coûteux pour trouver l'origine des problèmes de leurs patientes. Bref, que l'endométriose soit mieux connue n'est pas seulement important pour la femme elle-même, mais bien pour la société en général.

Il est aussi incontournable qu'un parcours de santé défini soit mis en place pour que, le jour où la femme apprend qu'elle souffre d'endométriose, elle apprenne en même temps toutes les possibilités qu'elle a pour atteindre la rémission. Aujourd'hui, quand on a un cancer, par exemple, on sait plus ou moins quelles prises en charge on va avoir, quels risques, quelles chances, quelles aides il existe. Évidemment, chaque patient reste là encore différent et, selon les réactions de son organisme, les médecins qui le suivent adapteront la thérapie. Pour l'endométriose, ce devrait être pareil. D'autant qu'elle a un comportement similaire à celui du cancer – qui lui vaut, on l'a vu, son surnom de « cancer dont on ne meurt pas ». Avoir un parcours fléché quand on apprend qu'on a une maladie si potentiellement lourde et, disons-le, grave, c'est aussi un élément non négligeable de la rémission. Toute l'énergie mise à comprendre par soi-même, à chercher les informations, les spécialistes et les différents traitements pourrait être économisée et investie dans le combat pour aller mieux. Et vous avez bien compris que c'est un combat plus que difficile.

En fait, ce qui doit être mis en place pour accompagner les femmes qui souffrent d'endométriose, ce n'est rien d'autre que ce qui existe déjà pour les maladies de même type. C'est logique, évident. Et il est même complètement incompréhensible que cela ne soit pas déjà fait ! La France est très en retard par rapport à d'autres pays. L'Italie, pour ne citer qu'elle, a désormais reconnu l'endométriose et le grand public connaît cette maladie. Cela grâce à une action commune des associations de patientes de différents États européens qui a eu lieu en 2005. Elles ont saisi conjointement le Parlement européen pour qu'il soutienne la reconnaissance de l'endométriose. Il y a donc eu une déclaration écrite dans laquelle on peut lire que le Parlement européen « invite les gouvernements des États membres et la Commission à promouvoir la Semaine de prévention et d'information sur l'endométriose et à soutenir les initiatives de sensibilisation des organisations nationales ; réclame le lancement de vastes campagnes d'information destinées aux citoyens, aux professionnels de la santé et aux législateurs ; demande à la Commission d'inclure les mesures de prévention contre l'endométriose dans les prochains programmes d'action communautaire dans le domaine de la santé publique afin de permettre le développement de la recherche sur les origines, la prévention et le traitement de cette maladie… ». Or, en France, mis à part la Semaine de l'endométriose qui a effectivement lieu chaque année dans l'indifférence la plus générale, rien n'a été fait.

Pourquoi cette maladie est-elle ignorée ? Peut-être – impossible de ne pas y penser – à cause d'une certaine forme de lobbying pharmaceutique ? On sait à quel point il est puissant. Or les traitements censés limiter la propagation de l'endométriose actuellement prescrits sont très coûteux, et l'on ne peut écarter l'hypothèse que les laboratoires pharmaceutiques n'aient guère envie de voir fondre une telle manne financière. Surtout quand on sait qu'un des principaux fabricants des analogues de la GnRH a été récemment épinglé et condamné par la justice américaine pour ses méthodes douteuses de vente[1]. Peut-être aussi, comme je l'ai dit précédemment, parce que cette maladie touche à tous les tabous encore tenaces de la société occidentale : menstruation, sexualité, infertilité… Peut-être parce que nous, malades, nous taisons trop. Peut-être parce qu'on ne veut pas nous entendre. Après tout, ce n'est une maladie « que de femmes »… Serait-elle aussi minimisée si les hommes en souffraient également ?

Pourtant, elle n'est pas récente : elle a été découverte la première fois en 1860 par le médecin autrichien Carl von Rokitansky, qui a vu sous son microscope des lésions qui n'étaient liées à aucune maladie connue à cette époque. Pis : comme le

1. Sources : http://pharmacritique.20minutes-blogs.fr/archive/2008/06/28/l-industrie-pharmaceutique-n-est-ni-honnete-ni-digne-de-conf.html.

démontre le passionnant article du docteur Camran Nezhat[1], avec les connaissances médicales actuelles sur l'endométriose, la littérature nous prouve qu'elle est décrite, étudiée et incomprise depuis plus de quatre mille ans[2] ! Et aujourd'hui on n'en sait toujours pas grand-chose, à commencer par la cause elle-même. Plusieurs théories existent[3] : reflux menstruel, métaplasie, transplantation de cellules endométriales, hérédité, perturbateurs endocriniens… Impossible d'avoir une explication unique et fiable. Or on sait que, tant que la cause n'est pas identifiée, il est difficile de trouver un traitement adéquat. Et on sait aussi que de plus en plus de femmes sont touchées. Pouvons-nous réellement accepter que ce fléau s'étende sans que rien soit fait ? Le problème d'aujourd'hui n'est pas seulement de trouver *le* traitement, mais d'accompagner les patientes en attendant de trouver un moyen de les guérir. Mais c'est aussi d'arrêter la propagation de l'endométriose et d'en réduire les conséquences. Parce que, demain, ce sont nos enfants qui en hériteront. Nos filles, nos nièces, nos cousines, nos voisines, nos copines. Et elles ne doivent jamais vivre l'endométriose telle que nous la vivons actuellement – et telle que l'ont vécue nos aïeules avant nous. C'est pour ça que nous avons baptisé notre combat « génération stop ». Nous devons être la dernière génération de sacrifiées. Nos mères, nos grand-mères et leurs aïeules ont souffert, mais elles avaient bien d'autres combats à mener.

1. http://www.nezhat.org/endometriosis/Endometriosis-ancient-disease-ancient-treatment.php.
2. http://www.nezhat.org/file/Endometriosis-Article.pdf.
3. Voir annexes, p. 189-191.

Aujourd'hui que le féminisme nous a offert la liberté, nous, les femmes, devons nous attaquer à ce terrible problème de l'endométriose – et, pour nos enfants, réussir. D'autant plus qu'internet nous permet désormais de nous rassembler pour aller ensemble dans la même direction. La France, notre si beau pays, doit réagir, nous entendre, et nous respecter. Un jour, je le crois, l'endométriose sera connue. Les gens diront : « Ah, ben oui, bien sûr que je sais ce que c'est ! » Les femmes sauront que, si elles ressentent un ou plusieurs symptômes, elles doivent en parler avec leurs médecins, et les médecins sauront quoi leur répondre. Et puis, cerise sur le gâteau, les correcteurs d'orthographe ne surligneront plus le mot sans formuler d'autres propositions, et les sites internet pourront la décrire comme bénigne sans que nos poils se hérissent. Oui, un jour l'endométriose sera réellement bénigne, et les femmes débattront sur la nécessité de continuer ou non le combat en traitant d'acharnées celles qui le perpétueront. Les médecins diront à raison : « Ce n'est qu'une endométriose », et les grand-mères que nous serons raconteront le temps jadis où c'était tellement dur d'en avoir une. Fièrement, nous pourrons expliquer nos combats et nos victoires. Car nous aurons gagné.

10

Les 30 commandements de l'endogirl

1. CONFIANCE EN TOI TU AURAS

Ce n'est pas parce qu'un médecin affirme que tu n'as rien, que tu n'as rien. Si tu sens que quelque chose cloche, crois en toi et cherche jusqu'à ce que tu aies trouvé.

Attention : il ne s'agit pas de partir du principe que tu as forcément raison. Il faut aussi savoir entendre les arguments et faire le tri…

2. LE BON MÉDECIN TU TROUVERAS

Nous avons toutes un passé compliqué avec le monde des soignants. Pourtant, il faut continuer à y croire, parce que le vrai gentil médecin existe quelque part et que, lorsque tu l'auras trouvé, tu seras soulagée et déjà un peu apaisée. Il te faudra le trouver chez les généralistes et chez les spécialistes nécessaires à ta prise en charge.

Attention : ton vrai gentil médecin à toi n'est pas forcément le même que celui de ton « endocopine ». Les affinités, les caractères, les réactions, l'attitude qu'il ou elle aura, tout dépend d'un ressenti. D'une femme à l'autre, il peut être très différent. Le mieux est donc d'en voir plusieurs jusqu'à ce que tu trouves celui avec lequel tu te sentiras vraiment bien.

C'est-à-dire celui auquel tu oseras poser toutes tes questions et qui te mettra en confiance.

3. UN SOUTIEN PSYCHOLOGIQUE TU CHERCHERAS

Ôte-toi de la tête une fois pour toutes qu'on dit ça parce qu'on ne croit pas à ton problème, ou parce qu'il serait dans ta tête ! Au contraire : je sais précisément ce que tu vis et c'est pour ça que je te veux t'aider. Pendant très longtemps, je me suis tue. Je ne parlais jamais de ma maladie parce que je ne voyais pas en quoi cela pourrait m'aider. Et puis en parler, c'était la rendre réelle. Sauf que ça me détruisait, psychologiquement et mentalement. Le jour où j'en ai parlé, à un psy en l'occurrence, j'ai commencé à aller mieux, et je suis allée très vite vraiment mieux. Évidemment, ça ne m'a pas guérie. Mais ça a cessé de me détruire psychologiquement, ce qui est déjà énorme. Le parcours est long, difficile, semé d'embûches. Alors, plus tu auras de provisions et d'armes, mieux tu pourras affronter les démons qui guettent au détour du chemin.

Attention : le soutien psychologique n'est pas forcément synonyme d'analyse ou de thérapie. Il existe quantité d'approches plus rapides, plus légères. Et aussi d'autres moyens que de parler à un psy : sophrologie, yoga, haptonomie (eh oui, c'est aussi pour les personnes ayant une maladie !)… À toi de trouver la méthode qui te conviendra.

4. UN JOURNAL DE BORD TU TIENDRAS

Les douleurs de l'endométriose et les symptômes des différentes atteintes sont si larges et communs à d'autres pathologies qu'on peut vite s'y perdre, et le médecin avec nous. C'est pourquoi tenir un journal de bord avec la période du cycle, l'intensité des douleurs, l'activité en cours au moment du déclenchement d'une crise aiguë de douleurs, peut être d'une aide précieuse. Tant pour soi – pour arriver à comprendre ce qui nous fait souffrir et donc l'éviter, et, inversement, pour comprendre ce qu'on peut faire sans souffrir – que pour pouvoir donner les bonnes informations aux soignants, qui du coup verront plus facilement l'essentiel. Ça peut éviter une belle perte de temps.

Attention : je ne parle pas de tenir un journal intime. Il ne s'agit pas d'écrire un roman. Une date et une suite d'informations suffiront amplement. Ton médecin ne le lira pas, mais toi, tu pourras l'analyser et en tirer les conclusions nécessaires en en parlant avec lui.

5. TON RENDEZ-VOUS AVEC UN SPÉCIALISTE TOUJOURS TU PRÉPARERAS

Ça peut paraître idiot, mais arriver avec tous les résultats d'examens (triés), les ordonnances de tes traitements actuels, la liste des spécialistes déjà consultés, des traitements essayés et les résultats obtenus, c'est un beau gain de temps ! Peut-être n'en auras-tu pas besoin, mais si c'est le cas, hop hop hop, tout est là ! Pense aussi à noter les questions que tu veux poser, les petites choses qui t'inquiètent : ainsi, tu n'oublieras pas de lui en parler. Enfin, si quelqu'un peut t'accompagner et rester avec toi pendant le rendez-vous, c'est mieux. Ça te permettra d'avoir une deuxième opinion sur ce qui a été dit, sur l'attitude du médecin aussi parfois, et quand il y a des nouvelles difficiles à entendre, on peut vite perdre pied et ne plus suivre le reste de l'entretien. L'accompagnant pourra alors prendre le relais et te rappeler le tout, une fois le choc passé. Sans oublier que, dans ces cas-là, il n'est jamais bon de reprendre la voiture juste après…

Attention: ce doit être une personne avec laquelle tu es assez à l'aise pour pouvoir parler sans gêne au médecin. Il vaut mieux éviter les personnes encore plus anxieuses que toi et les pessimistes…

6. TON DOSSIER MÉDICAL TOUJOURS À JOUR TU TIENDRAS

En lien avec le point précédent: avoir un dossier médical complet, retraçant le parcours, les médecins consultés, les examens passés, les traitements tentés et avec quels résultats, les ordonnances en cours, etc., le tout classé et rangé soigneusement, est une base essentielle et évidente pour toutes les personnes qui ont un passé médical, disons… chargé. Surtout si l'on doit atterrir régulièrement aux urgences, ou si l'on déménage, ou si l'on est en mode « recherche du vrai gentil médecin »…

Attention: il faut savoir garder l'utile! Le dernier traitement pour le rhume, on jette: celui pour l'infection urinaire, on garde (les infections urinaires à répétition peuvent aussi révéler des atteintes au système urinaire…).

7. UN DÉFOULOIR TU AURAS

Et, par défouloir, j'entends une activité ou un petit truc qui va permettre d'évacuer la colère, le désespoir, le ras-le-bol, l'épuisement. Pour celles qui sont en forme, ça peut être un sport, ou mettre la musique à fond et danser comme une folle; pour celles qui le sont moins, ça peut être un coussin (toujours le même) tête de Turc qui va prendre tous les coups qu'on ne peut pas donner à la maladie, un cahier à colère qu'on remplira de toutes les grossièretés et de tous les gribouillis qui nous passent par la tête et le poignet, ou même juste crier un bon coup bien fort quand on est seule… Le tout étant d'expulser hors de soi le négatif pour laisser la place au positif.

Attention : à l'entourage ! Ne pas crier si l'on n'est pas seule, ne pas remplir le cahier en insultant quelqu'un qui pourrait ensuite tomber dessus et être blessé, et toujours vérifier qu'on ne peut pas se faire mal si l'on choisit l'option coussin tête de Turc. Si ce besoin revient trop souvent, retourne à la case soutien psy…

8. TON ALIMENTATION TU SURVEILLERAS

On le sait désormais, une alimentation adaptée permet aussi de se sentir mieux dans son corps. Je ne parle pas (que) des cinq fruits et légumes par jour, mais du fait que certains aliments favorisent l'inflammation naturelle dans le corps, quand d'autres au contraire l'apaisent. Il faut se méfier des aliments naturellement riches en œstrogènes qui vont aller nourrir l'endométriose en même temps que toi. Pense aussi à bien boire pour aider tes reins à évacuer les résidus des traitements, et à prendre régulièrement de la vitamine D (parles-en avec ton généraliste), qui contribue à lutter contre l'ostéoporose que peuvent induire les ménopauses à répétition. Sans oublier que, dans les cas d'atteintes digestives, il peut être conseillé de suivre un régime alimentaire adapté pour faciliter le travail de tous les organes concernés.

Attention : à ne pas te créer de carences ou, au contraire, de trop-pleins… Pense à faire des bilans sanguins régulièrement. N'élimine pas tout d'un coup non plus, tu ne saurais pas ce à quoi tu es sensible…

9. Une activité physique adaptée tu garderas

Oui, je sais, ça peut paraître fou, mais pourtant ça aide. Ça aide le moral (si, si !) et ça aide le corps en fabriquant des endorphines, une hormone qui booste le bien-être. Sans compter que ça contribue à éliminer les toxines et à lutter contre le surpoids.

Attention : j'ai dit « adaptée ». On ne va pas faire un marathon ou du krav maga si l'on a des douleurs importantes. En revanche, la natation, l'aquagym, le yoga, le Pilates ou la marche, ça peut se faire…

10. POUR PRENDRE TES ANTIDOULEURS LE DERNIER MOMENT TU N'ATTENDRAS PAS

Les médecins le disent sans qu'on les prenne au sérieux : prendre un antidouleur une fois la douleur installée oblige à en prendre un plus fort et peut-être plus souvent. Si, dans les périodes de douleur, on prend un traitement de fond systématique (au moment des règles ou de l'ovulation, on sait qu'on va avoir mal : on n'attend pas, on commence même la veille…), comme du paracétamol, cela peut aider à maintenir les douleurs à niveau bas tout le temps et éviter de monter en puissance en douleur ou en médicament.

Attention : ça ne veut pas dire non plus qu'il faut se shooter en permanence. On s'adapte…

11. TA BOUILLOTTE À PORTÉE DE MAIN TU GARDERAS

Elle va même devenir ta meilleure amie. C'est une astuce toute bête, mais nous sommes très nombreuses à être soulagées grâce à la chaleur. Parfois, une bouillotte et un peu de repos peuvent éviter d'avoir recours à des antidouleurs plus forts, ou atténuer une crise violente. On peut même en utiliser deux : une sur le ventre, une dans le dos... Et, en plus, c'est tellement agréable !

Attention : on peut vite devenir addict ! Plus sérieusement, attention aussi au risque de brûlures : jamais d'eau trop chaude ni la bouilloire directement sur la peau.

12. DE PRENDRE SOIN DE TOI TU CONTINUERAS

Parce que ça fait un bien fou. Alors on ne reste pas en pyjama, on se force à s'habiller, même si c'est pour être en legging, à aller chez le coiffeur, à faire la chasse aux poils, à avoir de jolis ongles, etc. Se trouver jolie dans la glace, c'est déjà 50 % de bien-être et de moral ! On pense aussi à s'offrir du temps pour soi en pratiquant une activité qui nous plaît : musique, théâtre, chorale, poterie, cours de cuisine ou d'œnologie... que sais-je ? Et puis ça aide à garder une vie sociale...

Attention : ça ne veut pas dire que tu dois être égoïste et superficielle. Juste que, à petite dose, ça fait du bien... Pour autant, il ne faut pas en oublier les autres, et il faut continuer à en prendre soin aussi !

13. AVEC L'ÊTRE AIMÉ TU DISCUTERAS

Le dialogue reste le meilleur moyen d'éviter les quiproquos et les faux-semblants, donc les malaises. Dire : « Pardon, chéri, je ne peux pas faire l'amour ce soir parce que je suis fatiguée et que j'ai mal. Ça n'a rien à voir avec l'amour que j'ai pour toi, parce que je t'aime toujours, mais là je ne peux pas », ou : « Ce soir, ça va plutôt bien... tu viens ? », ou encore : « On pourrait éviter ça ou ça, et essayer plutôt ça ou ça, je crois que ça me ferait moins mal… », ça peut sauver un couple… Comme de dire aussi : « Merci, chéri, d'être là pour moi », ou : « Et toi ? Qu'est-ce que tu as envie de faire aujourd'hui ? »

Pour celles qui sont mamans, dites-vous que c'est aussi important de parler avec son enfant. D'abord parce que ça le rassure, il sait que vous ne lui cachez pas d'informations importantes (attention toutefois à bien adapter ce que vous lui direz), mais aussi parce que ça l'autorise à en parler, à pouvoir vous poser des questions, et il en a forcément…

Attention (valable pour les moitiés autant que pour les enfants) : il ne s'agit pas non plus de passer des heures à tout décortiquer, ni de prendre l'autre pour un psy, mais de désamorcer des situations de crise, de penser à lui et de le lui dire.

14. DERRIÈRE TA MALADIE JAMAIS TU NE TE CACHERAS

Non. Il ne vaut mieux pas. Si l'on n'a pas envie de faire un truc, on ne prend pas le prétexte des douleurs ou de la fatigue, on assume. Ça permet aux gens qui nous entourent de savoir qu'ils peuvent nous faire confiance, et que si l'on dit qu'on ne peut pas, c'est vraiment qu'on ne peut pas. Ça évacue un gros dossier, mais pas seulement : ça nous apprend aussi à oser dire que ça ne va pas, donc ça nous incite à ne pas dépasser nos limites et, en prime, ça nous permet de prendre conscience des moments où l'on est en forme. Pour le moral, c'est plutôt bon, donc on a vraiment tout à y gagner !

Attention : de ne pas se mentir à soi-même, dans un sens ou dans l'autre, et c'est sans doute le plus difficile.

15. TOUJOURS ESPOIR TU GARDERAS

Perdre ce combat n'est pas une option. Donc, à chaque coup dur, il faut te relever et recommencer à avancer. Chercher une solution, encore et toujours, et continuer à croire que demain sera meilleur pour que tu puisses encore te lever. Et les soirs où c'est trop dur, tu peux faire un petit exercice tout simple, mais réellement efficace : repenser à trois choses qui t'ont fait plaisir, rendue heureuse, fait sourire, ou qui ont juste été agréables. On ne s'en rend pas compte, mais il y en a toujours forcément quelques-unes…

Attention : ça ne veut pas dire non plus tout nier en bloc, seulement ne pas perdre de vue le positif, et même apprendre à le développer (cf. point 17). Et quand on n'y arrive plus toute seule, c'est le moment de se reporter au commandement n° 3.

16. TA MALADIE TU ACCEPTERAS

Le principe est simple : aujourd'hui je vais bien, j'en profite ; aujourd'hui je vais mal, je me repose et fais le nécessaire pour que j'aille très vite mieux. Parce que, si je pousse mes limites trop loin, je mettrai plus de temps à récupérer, et ce temps sera pris sur celui, rare et précieux, où ça va. Ma maladie m'en gâche suffisamment, je ne vais pas en rajouter ! Et, là, je parle en tant qu'ancienne. Avant, je refusais l'idée même que j'étais « malade ». Je voulais à tout prix continuer à mener une vie normale. Un peu comme un enfant qui ferme les yeux et croit que, puisqu'il ne voit plus, il disparaît. Sauf qu'en fermant les yeux, non seulement ma maladie n'avait pas disparu, mais en plus elle était en train de me tuer à petit feu. Tout ce que je faisais était non seulement anticonstructif, mais même carrément destructeur. Le jour où j'ai compris qu'en acceptant mon sort, en adaptant ma vie, en ne repoussant plus sans cesse trop loin mes limites, j'allais en fait m'épargner bien des problèmes, j'ai tout compris.

Attention : ça ne veut pas dire renoncer. Ça veut seulement dire accepter de ne pas pouvoir changer ce qu'on ne peut changer, et trouver le meilleur moyen de contourner les problèmes posés pour arriver à son but malgré tout. Ou pas loin. Ou bien se trouver un autre but plus facile en attendant… Et adapter sa vie, ses passe-temps, son travail si possible, en fonction de l'ampleur de la maladie. Je ne peux pas jouer au foot avec mon fils ? OK, alors je lui lis des histoires et nous jouons aux cartes, couchés dans mon lit. Je ne peux pas sortir avec mes copines ce soir ? OK, alors elles débarquent pour prendre un thé bien chaud et grignoter de petites douceurs demain après-midi. Je ne peux plus continuer mon activité professionnelle ? Peut-être est-il temps d'envisager une reconversion ? Chaque salarié a la possibilité de faire un bilan de compétences. Avec un peu de chance, je trouverai même une voie dans laquelle je m'épanouirai… J'en ai marre de regarder la télé ou de lire ? Si je me tournais vers les activités créatives qu'on peut faire même allongée ou affalée sur son canapé : broderie, crochet, petits bijoux… Tout ça est tellement tendance qu'on découvre plein d'idées pas niaises sur internet… À toi de trouver ce qui te rendra heureuse.

17. LE VERRE À MOITIÉ PLEIN TOUJOURS TU REGARDERAS

Parce que oui, la maladie salit beaucoup de choses, mais pas tout. Et même, parfois, ça peut être un sacré révélateur.

Je dis souvent que j'ai perdu beaucoup d'amis à cause de l'endométriose, sauf qu'en vrai ce n'étaient pas mes amis, et qu'un jour ou l'autre ils m'auraient déçue. Ça m'a sans doute fait gagner un temps précieux et éviter des désillusions. Et puis je crois que ça m'a aussi appris à me concentrer sur l'essentiel, et à m'attarder sur des personnes vraies et sincères que je n'aurais probablement pas vues au milieu de tous mes anciens « amis ». C'est le principe des petites fleurs sur son chemin. Si on le prend en courant, on ne les verra pas, sauf s'il y en a beaucoup d'un coup. Si on le prend en marchant tranquillement, on s'apercevra qu'il y en a toujours au moins une ou deux, et qu'elles sont si jolies…

Attention : ça ne veut pas dire non plus qu'on vit chez les Télétubbies…

18. LES DOCUMENTAIRES DE CLAIRE CHOGNOT TU REGARDERAS

Claire Chognot est une documentariste de talent qui, à l'heure où j'écris ce texte, a consacré, deux documentaires à l'endométriose. Je ne peux que te les recommander chaudement ! Le premier « Endométriose, une maladie qui sort de l'ombre[1] » est une mine d'informations sur la maladie et surtout sur les recherches en cours. Il donne de l'espoir, et ça fait du bien ! Le second, réalisé dans le cadre de l'émission « L'Œil et la main », est bouleversant de réalisme. Les deux sont à voir, à parta[2]ger, à commenter et à recommander.

1. https://vimeo.com/168006300
2. https://www.france.tv/france-5/l-oeil-et-la-main/51247-on-off.html

Attention : mouchoirs à portée de main ! C'est souvent difficile de voir la réalité en face…

19. LA CAUSE TU SOUTIENDRAS

Parce que c'est une cause de longue haleine, qui te touche toi, qui touchera peut-être une petite fille de ton entourage une fois devenue femme. Parce que c'est essentiel que chacune de nous apporte sa pierre à l'édifice : il y a tant de choses à faire ! Sur tellement de fronts ! Tu trouveras forcément le biais qui te parlera le plus…

Attention : je ne dis pas que tu doives impérativement être militante, mais être impliquée. Ça peut passer par le soutien des actions des associations, par l'adhésion, par parler simplement autour de soi, par être présente autant que possible lors d'évènements organisés pour la reconnaissance, ou même par la récolte de fonds pour les assos et collectifs, par leur soumettre des idées…

20. UN TRUC À TOI TU AURAS

Le théâtre, le chant, la couture, le jardinage, le sport, le bénévolat, apprendre la batterie, pâtisser… Va où ton cœur te mène. Offre-toi une parenthèse dans ta vie de malade, une bouffée d'oxygène pour repartir du bon pied dans ton combat. Fais quelque chose que tu aimes faire, en dehors de chez toi, avec du monde autour. Non seulement ça te fera du bien au moral de faire quelque chose d'autre que simplement te reposer, mais en plus tu pourras rencontrer du monde et - qui sait – nouer de nouvelles amitiés.

Attention : si tu es dans une phase où tu es particulièrement malade, choisis une activité qui ne sera pas décourageante si tu rates plusieurs séances. Pense aussi à ce qui peut être gratuit ou presque : marcher dans la nature ; être bénévole ; accueillir des animaux en attente d'adoption… Tu trouveras forcément ta voie !

21. TES RECHERCHES SUR LE NET TU BÉTONNERAS

Aujourd'hui, en quelques clics, on a accès à tout et n'importe quoi. Bon, le problème ici, c'est surtout le n'importe quoi, hein… Si tu veux des informations fiables, dis-toi une fois pour toutes que ce n'est pas sur les forums que tu les trouveras ! Il existe des publications d'université par exemple qui sont tout à fait abordables pour des profanes comme nous ! Des sites internet qui ont la certification HON-CODE[1] (gage d'une certaine qualité d'informations) et des spécialistes qui expliquent les problèmes possibles de manières très claires. Donc, concentre-toi sur les bonnes infos, tu verras que c'est nettement plus efficace et nettement moins anxiogène !

Attention : on ne prend pas au pied de la lettre tout ce qu'il s'y trouve, même quand la source est fiable ! Rien ne remplace une consultation médicale, et ce n'est pas parce que ça ressemble que c'est…

22. TA PROPRE OPINION TOUJOURS TU TE FORGERAS

Un traitement, un soignant, une approche, une situation quelle qu'elle soit n'est jamais la même pour un.e autre et pour toi. Donc, prendre des avis, c'est essentiel, mais rien ne vaut

1. https://www.has-sante.fr/portail/jcms/c_334538/fr/la-certification-des-sites-internet-sante-de-novembre-2007-a-juillet-2013

l'expérience. N'hésite pas à tenter de nouvelles choses, à sortir des sentiers battus, à aller toi-même à la rencontre de personnes que tu n'aurais pas envisagées… C'est toujours payant.

Attention : écoute quand même ta petite voix intérieure et prends en compte les avis de personnes qui sont passées par le même chemin que toi. Parfois, ça évite quand même de grosses erreurs. Tout est une question de jauge

23. DES RÉSEAUX SOCIAUX TU TE MÉFIERAS

Et oui ! Parce qu'autant ils nous permettent de casser la solitude liée à l'impossibilité de sortir de chez soi, autant on connait désormais les effets secondaires plutôt pas terribles[1] qu'ils peuvent provoquer sur le moral des gens… Jusqu'à mener à la dépression ! Oui, parce qu'on voit nos « amis » faire plein de choses et on finit par se dire : « Han, mais moi je fais rien, je suis nulle, je suis moche, je suis bête (ad lib). » Non. Nos amis sont en bonne santé, ça aide, et ne postent en général que des choses qui les rendent heureux (ou les font râler). C'est statistique, comme dirait l'autre… Donc, on oublie qu'entre deux photos d'« éclate » ils ont aussi leur moment difficile. Mais comme nous, ils évitent d'en parler.

Attention : les réseaux sociaux c'est bien aussi pour les groupes de paroles ! Ça fait un bien fou de parler avec des gens qui nous comprennent ! On fait juste attention à ne pas paniquer quand les autres parlent de choses un peu angois-

1. http://www.lefigaro.fr/secteur/high-tech/2017/12/12/32001-20171212ARTFIG00144-un-ancien-cadre-de-facebook-nous-avons-cree-des-outils-qui-dechirent-le-tissu-social.php

santes. On ne vit pas forcément tout ce que l'endométriose peut faire, heureusement !

24. 3 KIFS PAR JOUR TU TROUVERAS

On a vite le moral à zéro quand on souffre d'une maladie chronique. Les jours s'allongent, les heures se ressemblent… Les moments difficiles s'ajoutent aux précédents… Et nous, au milieu, on finit par oublier que des petits plaisirs, des petits bonheurs tout simples se cachent partout dans nos vies… Alors, le soir, on s'amuse à chercher trois choses qui nous ont vraiment plu dans cette journée qui se termine. Tu seras surprise de voir qu'il y en a toujours ! Un bon petit plat, un joli levé de soleil, un film qui nous a plu, la lumière dans la maison… Les fleurs sont partout sur nos chemins

Attention : au début ça peut être difficile, c'est une gymnastique quotidienne et avec de l'entraînement, on y arrive de mieux en mieux ! J'en profite pour te recommander l'excellentissime spectacle « La Fabrique à Kif » et le livre de Florence Servan-Schreiber *3 kifs par jour*[1] qui va avec. Une cure de bonheur !

25. LA MASTURBATION TU ENVISAGERAS

Oui, tu as bien lu ! Au-delà du fait que la masturbation n'a rien de honteux, il est courant que la sexualité pâtisse sérieusement de toute cette vie étrange qu'on a. Entre la fatigue, les douleurs, les traitements, les ménopauses artificielles, l'angoisse, parfois la déprime, le poids qu'on prend

---

1. http://www.florenceservanschreiber.com/livre/3-kifs-par-jour/
3 kifs par jour, Marabout Poche, 2014 ; *La fabrique à kifs*, Marabout, 2016.

ou qu'on perd… Ce n'est pas toujours simple de garder une sexualité épanouie. Pourtant, c'est important. Dans celle du couple comme dans ta vie à toi, en tant que femme. On finit par ne plus oser, ne plus savoir ce qui provoque le plaisir, ou même juste le désir… Alors, se connaître soi-même, c'est bien. Ça peut aider à renouer avec le plaisir physique, avec le corps de l'autre. On prend le temps de se connaître, là aussi de comprendre ce qu'on peut faire ou pas afin de guider l'autre, sans pression…

Attention: je parle ici de douceur, de (re)découverte de ton corps, de délicatesse. Christian Grey est prié d'attendre un peu avec ses accessoires ! Et puis, quand on est célibataire, c'est sympa d'entretenir la flamme, mais quand on est en couple, on n'oublie pas de revenir aussi à l'autre…

26. REBONDIR TOUJOURS TU DEVRAS

Ça parait bête, mais pourtant c'est la base. Les mauvaises nouvelles s'enchaînent en général plus vite que les tours de pédaliers des cyclistes du Tour de France. Alors bon…. OK, prends le temps d'accuser le coup. Pleure, crie, hurle. Déprime seule devant les téléfilms sur M6. Mais ensuite, oblige-toi à repartir au combat, à redémarrer ta vie. Fixe-toi une limite au-delà de laquelle tu devras sortir de tout ça et retrouver le sourire

Attention: parfois, c'est vraiment dur. Alors on fait appel à un professionnel ! Et puis, on n'en profite pas pour nier ou minimiser ce qu'on ressent. Il y a certaines étapes très difficiles. Il y a des deuils à faire parfois. Prends le temps de les vivre… C'est important.

27. LE MONDE TU REGARDERAS

Tu vas rire, mais moi, j'ai longtemps pensé que le monde entier allait bien pendant que je regardais passer ma vie du fond de ma douleur. Tu veux un scoop ?! C'est faux ! La plupart des gens ont plein de problèmes aussi, de santé, de cœur, de travail, de famille... Donc, j'arrête de rêver sur ce que font les autres, et je commence à rêver à ce que moi je vais faire... Et je le fais ! Dans mes limites, évidemment, mais tu vas voir qu'en vrai, y'a tellement de choses que tu peux faire, découvrir, apprendre... Moi, ça a été les travaux manuels pour lesquels je croyais n'être pas douée... Toi, ce sera quoi ?

Attention : n'oublie pas de te protéger quand même... Parfois le monde est dur. Et ce n'est pas parce que le reste du monde va mal qu'on doit se taire ou se résigner. Chacun mérite le respect de prendre soin de lui...

28. SUR LES AGONISTES DE LA GNRH TU TE RENSEIGNERAS !!

Oui parce que mine de rien, ce sont quand même de grosses horreurs ces traitements. Les effets secondaires sont loin d'être anodins, à courts et moyens termes[1]... Donc bon... renseigne-toi, et évite-les tant que tu peux, car je te rappelle que la HAS a émis des recommandations de traitements courts : pas plus de 6 mois dans toute une vie !

Attention : l'idée c'est de savoir ce que tu prends comme traitement. Soit proactive à propos de ta santé, sans paranoïa. Je sais, c'est dur, mais c'est essentiel !

---

1. http://pharmacritique.20minutes-blogs.fr/tag/endom%C3%A9triose+analogues+agonistes+gnrh

29. ÊTRE FOLLE TU SERAS

Oui. Comme le disait notre cher Jean D'Ormesson, à un moment donné, il faut savoir oublier d'être raisonnable, sérieuse, de prendre des précautions et juste profiter du moment. C'est souvent comme ça qu'on se crée de magnifiques souvenirs. Et tous les psys s'accordent à dire l'importance du lâcher-prise d'autant plus quand on affronte une maladie chronique. Parfois, il vaut mieux « payer » un peu un moment qui nous a procuré un véritable bonheur, parce que ça aide à accepter la frustration quotidienne et parce que ça recharge la barre de batterie mieux que n'importe quoi.

Attention: c'est un savant dosage à faire quand même... Tu es la seule qui peut savoir si réellement tu peux pousser ton bouchon un peu trop loin et dépasser toutes les limites. Mais, je dois dire que parfois, un.e ami.e peut savoir aussi que là, c'est de ça qu'on a besoin... Écoute-toi, fais-toi confiance et vis. VIS.

30. DE CULPABILISER TU ARRÊTERAS

Toi, je ne sais pas, mais moi je culpabilise non-stop. D'être malade, de faire vivre cet enfer à mes proches, de voir leur tristesse dans leurs yeux quand je vais mal, de ne pas pouvoir donner à mon amour la famille nombreuse dont nous avons tant rêvé, de ne pas pouvoir travailler, de regarder les autres faire le ménage ou les corvées pendant que je ne bouge pas, d'annuler telle sortie ou tel évènement, de dire « non » parce que je suis trop fatiguée. Pourtant, la vérité c'est que je suis malade. Je n'ai pas choisi de l'être et si je pouvais par magie rompre ce mauvais sort qu'on m'a jeté, je le ferais sur le champ ! Et celle qui payera plusieurs jours de suite ces écarts, c'est moi… Donc lâchons un peu tout ça. Cessons de croire qu'on peut toujours faire mieux, et admettons nos limites. Les respecter c'est aussi nous respecter, nous.

Attention : pour autant, ça ne veut pas dire qu'on doit se laisser aller. Mais comme dans la fameuse « prière de la sérénité » :

Donnons-nous la sérénité
D'accepter
Les choses que je ne peux changer,
Le courage
De changer les choses que je peux,
Et la sagesse
D'en connaître la différence.

Voilà les conseils de base que je peux donner. Ils sont fondés sur mes expériences, les bonnes comme les mauvaises, mon vécu, ce que j'ai pu lire ou entendre en échangeant avec d'autres endogirls, mais aussi avec des professionnels de la santé. Ça ne nous guérira pas, je suis bien d'accord, mais ça rendra la vie plus douce, plus facile, plus agréable, et il me semble qu'on en a toutes bien besoin – alors pourquoi s'en priver ? J'ajouterai aussi que les médecines dites parallèles peuvent nous être d'un grand secours. L'ostéopathie a été ma meilleure alliée, comme l'acupuncture. Je sais que la réflexologie plantaire est aussi très utile. Certaines filles ont eu de très bons résultats grâce à l'homéopathie et à la naturopathie (nos amies les huiles essentielles sont en effet plutôt efficaces, quand on trouve les bonnes…). Alors, n'hésitez pas à vous tourner vers toutes ces techniques ! Et puis n'oubliez jamais que l'adaptabilité est de mise dans nos vies bousculées. Quand ça va, on optimise ; quand ça ne va pas, on réduit.

Bon courage à toutes, mais surtout, soyez patientes…

Annexes

Informations complémentaires

Les causes possibles et les diverses atteintes de l'endométriose

Elles ne sont toujours pas clairement identifiées aujourd'hui, mais plusieurs hypothèses existent.

Le reflux menstruel : au moment des règles, le sang provenant de la paroi de l'utérus (appelée endomètre) est censé s'évacuer naturellement, causant les pertes de sang communément appelées règles. Chez les femmes souffrant d'endométriose, ce sang ne s'évacuerait pas intégralement et une partie refluerait vers les trompes, emportant avec lui les cellules d'endomètre, ce qui entraînerait leur implantation sur celles-ci et l'ensemble des organes reproducteurs. Cette hypothèse largement diffusée est cependant remise en question actuellement et en passe d'être abandonnée, car elle n'explique pas la présence de cellules d'endométriose en dehors des organes reproducteurs.

La métaplasie : les cellules d'autres organes, comme ceux du péritoine, se transformeraient en endomètre sous l'effet d'un phénomène inexpliqué. On retrouve ici la même hypothèse que pour le cancer : un beau jour, une cellule dysfonctionne sans qu'on sache vraiment pourquoi ni comment. Cette hypothèse explique pourquoi les cancérologues sont si bien placés pour nous prendre en charge.

La transplantation de cellules endométriales (celles qui composent la paroi de l'utérus appelée endomètre) : des cellules de l'endomètre parcourraient le système vasculaire ou lymphatique du corps et iraient coloniser d'autres organes. Cela expliquerait, par exemple, les récidives après les actes chirurgicaux ou la présence d'endométriose sur les cicatrices opératoires.

L'hérédité : bien souvent, une femme atteinte d'endométriose aura, parmi les membres de sa famille, une ou plusieurs autres femmes elles-mêmes atteintes. De même, malheureusement, la maladie peut être transmise à ses filles.

L'environnement : les substances dites « perturbateurs endocriniens » (plastiques, pesticides, dioxine) seraient à l'origine de ce trouble de la reproduction. De nombreuses études font le lien entre ces molécules et l'endométriose. (Lire aussi le rapport de l'OMS sur les perturbateurs endocriniens : http://reseau-environnement-sante.fr/wp-content/uploads/2013/04/Dossier_Conf_Pesticides_VF.pdf.)

Les atteintes de l'endométriose les plus courantes concernent les organes suivants : ovaires, vessie, cul-de-sac de Douglas, ligaments larges, ligaments utéro-sacrés, intestin grêle, utérus, uretères, trompes, paroi abdominale. Plus rarement : appendice, thorax (dont poumons), épiploon (replis du péritoine), reins, ombilic, cicatrice de césarienne ou épisiotomie, canal inguinal, foie. Quelques cas ont même été décrits sur les muscles du genou, de la cuisse, l'épiderme, le cerveau, l'œil, le cœur... Potentiellement, l'endométriose peut attaquer tous les organes, sauf, semble-t-il, la rate. (Source : http://www.lillih-endometriose.fr.)

La GnRH

La GnRH est sécrétée physiologiquement d'une manière pulsatile par décharges intermittentes, à la fréquence d'environ 0,5 à 1 décharge par heure. En administration synthétique continue, le maintien d'une concentration constamment élevée de GnRH entraîne, après une stimulation transitoire, un tarissement des sécrétions de FSH et de LH par désensibilisation des récepteurs. La FSH et la LH étant deux hormones hypophysaires stimulant la production d'œstrogènes et de progestérone par les ovaires, leur tarissement entraîne l'arrêt de la production d'œstrogènes et, tout comme une ménopause naturelle, l'arrêt des cycles féminins. Cette pause dans le cycle naturel des hormones provoque aussi une diminution de la masse osseuse et n'est pas toujours efficace. Et, au début de l'administration continue, il peut y avoir une aggravation des symptômes, due au pic de GnRH.

Voir http://enantone-effets-secondaires.hautetfort.com/ et http://pharmacritique.20minutes-blogs.fr.

Les techniques de procréation médicalement assistée (PMA)

Elles sont diverses (et évoquées brièvement au chapitre 5) :

La simple stimulation : les traitements médicamenteux (injections ou comprimés) à base d'hormones permettant de stimuler la maturation d'un ou plusieurs follicules par chacun des ovaires.

L'insémination artificielle : après stimulation, dépôt par le médecin des spermatozoïdes – recueillis par masturbation – de Monsieur directement dans l'utérus de Madame grâce à un fin cathéter. La fécondation suit ensuite un parcours naturel.

La fécondation *in vitro* (FIV) : après stimulation, les ovocytes de Madame sont ponctionnés, puis, après préparation, mis en présence des spermatozoïdes de Monsieur – recueillis par masturbation le même jour que pour Madame – dans un laboratoire. Si un ou plusieurs embryons sont obtenus et survivent, quelques jours après la ponction ils seront réimplantés dans l'utérus de Madame en espérant qu'ils s'y développeront. Selon les techniques, la mise en présence des ovocytes et des spermatozoïdes peut être plus ou moins accompagnée par le technicien de laboratoire.

Le don de gamètes : lorsque les spermatozoïdes ou les ovocytes sont trop défaillants, il est proposé au couple d'avoir recours à ceux d'un donneur ou d'une donneuse. Il est important de savoir qu'en France ces dons sont gratuits et anonymes, et que, pour réduire le temps d'attente très long, les couples sont invités à trouver une personne qui voudra bien donner ses gamètes pour un autre couple.

Pour plus de détails, voir http://www.procreationmedicale.fr.

Ressources générales

Dossier de l'INSERM : www.inserm.fr/thematiques/biologie-cellulaire-developpement-et-evolution/dossiers-d-information/endometriose.

Étude Endocost : www.mbrinfo.com/index.php?option=com_content&view=article&id=746:impact-de-lendometriose-sur-le-bien-etre-physique-mental-et-social--resultats-dune-etude-multicen-

trique-internationale&catid=106:gynecologie&Ite mid=126.

Structures utiles

Alter Endo : après Lilli H., j'ai créé un blog destiné à accompagner les femmes dans leur quotidien avec l'endométriose. Il peine un peu à devenir celui que je voudrais parce que ma santé reste capricieuse, mais si vous avez envie de m'y rejoindre ce sera un plaisir pour moi !

Page Facebook : www.facebook.com/AlterEndo/

À noter : en décembre 2015, le mouvement Lilli H. contre l'endométriose que j'avais lancé en 2011 a fermé ses portes. Les pourquoi sont nombreux, retenons que ça nous semblait (et nous semble toujours) essentiel.

Observatoire français de l'endométriose

OZ2020 : http://oz2020.com.

Associations

Ensemble contre l'endométriose (ECE) et Endomind ont fusionné : www.endomind.org

Endofrance : www.endofrance.org.

Info endométriose : www.info-endometriose.fr

Mon Endométriose Ma Souffrance (MEMS) : www.mon-endo-ma-souffrance.fr

RESENDO : www.resendo.fr

Karuk'endo : www.facebook.com/karukendo

Remerciements

Ma volonté, tout au long de l'écriture de ce livre, a été de penser aux lecteurs : celui qui ne connaît pas du tout, celui qui connaît un peu, celui qui croit connaître, évidemment. Mais aussi à l'endogirl qui me lira. Je voudrais qu'elle se reconnaisse dans mes mots, qu'elle puisse faire lire ce livre à son entourage pour qu'il comprenne. Je n'ai pas noirci le tableau, mais ne l'ai pas allégé non plus. J'ai voulu raconter l'endométriose telle qu'elle est réellement pour que le silence n'existe plus jamais. Merci à vous tous de m'avoir lue.

Que de gens à remercier… Je pourrais en faire un chapitre entier, alors j'ai décidé de ne citer que ceux qui m'ont accompagnée sur le chemin de l'écriture de ce livre, mais sans oublier pour autant ceux qui, malgré cette drôle de vie, sont restés présents depuis toutes ces années. À vous tous, je dis merci pour les fleurs sur le chemin, et pour les fous rires.

Ma première pensée va à Sophie, ma wonder-éditrice, pour avoir eu l'idée de ce livre et la folie douce de me le confier, ainsi qu'à la maison Fayard. Quand on a fait de sa vie un combat pour parler de l'endométriose et que quelqu'un vient vous offrir la possibilité de le faire à travers l'objet le plus symbolique qui soit, et sur 200 pages, comment le remercier ? Avec tout mon cœur, et toute ma sincérité, merci pour cette aventure incroyable que je viens de vivre. Plus encore à l'heure tourmentée de ce début d'année 2015. J'ai achevé le texte au moment où le monde entier s'affronte au sujet de la liberté d'expression : je ne suis donc que plus consciente encore de la chance que vous m'avez offerte, et de l'importance de la parole libre. J'espère être à la hauteur.

Merci, Chrysoula, d'avoir eu la gentillesse de préfacer ce livre. *Sei una persona magica, e sono felice d'averti nella mia vita.*

Ensuite, je pense à toute la *team* Lilli, et plus particulièrement à Emeline et Alison, ma *GZ* d'amour, pour leurs relectures bienveillantes, leurs lumières et leur aide précieuse sur les chapitres qui m'inquiétaient. Oriane, Delphine, Louise, Christelle et Claire m'ont aussi beaucoup apporté en motivation et confiance. Je voudrais que vous sachiez vraiment comme je vous suis reconnaissante de vous être engagées aussi fort et aussi passionnément.

Et puis je pense à mes deux amours, qui me donnent la force de me battre chaque jour, et tout l'amour et toute la douceur dont j'ai besoin. Merci de me laisser vivre si fort cette passion et cette aventure qui m'accaparent trop. Mon fils, tu es ma vie, ma force et ma raison d'être. Et toi, mon cher amoureux, tu es ma sagesse et ma folie, mon pilier principal. Grâce à vous, je suis complète. Je vous aime.

Maman, merci de m'avoir appris qu'une femme n'a pas à avoir honte de ce qui fait d'elle une femme, et qu'on ne doit pas accepter les choses telles qu'elles sont, juste parce que la société est ainsi faite. Papa, merci de m'avoir appris à rêver, à imaginer, à croire, et à penser par moi-même. Ma sœur, merci d'avoir été mon second cerveau quand le mien pliait sous le poids des mauvaises nouvelles. Le jour où tu m'as parlé d'aide psy, tu m'as sauvée, le sais-tu seulement ? À tous les trois, merci de n'avoir jamais douté de moi et de ce que je ressentais. Merci pour l'amour, la tendresse, l'humour et l'autodérision. Merci aussi d'avoir été là quand la maladie était trop forte pour que je sorte de mon lit. Avec mon beau-frère et mon neveu, vous avez permis à mes hommes de tenir. Si notre fils a réussi à traverser tout ça sans trop de traumatismes, c'est aussi grâce à vous. Et c'était le plus important de tout. Vous aussi, je vous aime tant.

Une pensée également pour Baptiste Beaulieu, inspirant et rassurant…

Et puis, évidemment, un merci gigantesque à toutes les personnes qui ont suivi les aventures de Lilli H. et y ont contribué. Merci aux « Lillinautes » d'être toujours si gentils et enthousiastes. Merci, désormais à celles et ceux qui me suivent dans la nouvelle aventure d'Alter Endo, malgré ses débuts chaotiques… Vous ne pouvez pas imaginer à quel point vous me portez. Endogirls ou proches d'endogirls, j'espère avoir relevé le défi que je m'étais imposé, et ne pas vous avoir déçus.

Enfin, et sans vouloir paraître grandiloquente, merci la vie – et, quant à mon corps : « Va, je ne te hais point »…

Table des matières

APIER À BASE DE
IBRES CERTIFIÉES

MARABOUT
s'engage pour l'environnement
en réduisant l'empreinte carbor
de ses livres.
Celle de cet exemplaire est de :
300 g éq. CO_2
Rendez-vous sur
www.marabout-durable.fr

Imprimé en Allemagne par GGP Media GmbH, Pößneck
pour le compte des éditions Marabout
(Hachette Livre)
58, rue Jean- Bleuzen, 92178 Vanves Cedex
Achevé d'imprimé en janvier 2018

ISBN : 978-2-501-12447-8
1319113/ 01
Dépôt légal : février 2018